GAGUEIRA
Origem e Tratamento

Dados Internacionais de Catalogação na Publicação (CIP)
(Câmara Brasileira do Livro, SP, Brasil)

Friedman, Silva
    Gagueira: origem e tratamento / Silva Friedman. – 5. ed. rev. atual. –
São Paulo: Plexus Editora, 2004.

Bibliografia
ISBN 978-85-85689-64-3

1. Disturbios da fala. 2. Fonitaria 3. Gagueira I. Título.

03-7193   CDD-616.8554
                                                 NLM-WM 475

Índice para catálogo sistemático:
1. Gagueira: Medicina 616.8554

www.plexus.com.br

EDITORA AFILIADA

Compre em lugar de fotocopiar.
Cada real que você dá por um livro recompensa seus autores
e os convida a produzir mais sobre o tema;
incentiva seus editores a encomendar, traduzir e publicar
outras obras sobreo assunto;
e paga aos livreiros por estocar e levar até você livros
para a sua informação e o se entretenimento.
Cada real que você dá pela fotocópia não autorizada de um livro
financia um crime
e ajuda a matar a produção intelectual de seu país.

GAGUEIRA
Origem e Tratamento

Silvia Friedman

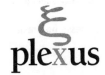
plexus

GAGUEIRA
Origem e tratamento
Copyright © 1986 by Silvia Friedman
Direitos desta edição reservados por Summus Editorial

Capa: **Roberto Strauss**
Editoração e fotolitos: **All Print**

Editora Plexus
Departamento editorial
Rua Itapicuru, 613 – 7º andar
05006-000 – São Paulo – SP
Fone: (11) 3872-3322
Fax: (11) 3872-7476
http://www.plexus.com.br
e-mail: plexus@plexus.com.br

Atendimento ao consumidor
Summus Editorial
Fone: (11) 3865-9890

Vendas por atacado
Fone: (11) 3873-8638
Fax: (11) 3873-7085
e-mail: vendas@summus.com.br

Impresso no Brasil

Agradecimentos

— à Prof.ª Dr.ª Silvia Tatiana Maurer Lane, que com sua inteligência brilhante, associada à admirável simplicidade e carinho, dedicou uma assistência constante e fundamental para a execução deste trabalho.

— à Prof.ª Dr.ª Maria do Carmo Guedes, que fez com que cada encontro nosso representasse uma injeção de ânimo e coragem para continuar trabalhando.

— à fonoaudióloga Iara Regina Araújo Silveira Melo, em cuja companhia brotaram os germes deste trabalho, pelo constante carinho, atenção e disponibilidade.

— às sete pessoas que se tornaram os sujeitos analisados neste trabalho, por confiarem e permitirem que eu fizesse uso dos seus discursos.

— aos colegas do grupo de pesquisa, pela participação e pelo apoio.

Sumário

Revisão da literatura 9
Metodologia da pesquisa 30
Análise dos discursos 39
    Sujeito 1 39
    Sujeito 2 47
    Sujeito 3 52
    Sujeito 4 56
    Sujeito 5 66
    Sujeito 6 75
    Sujeito 7 90
Terapia 114
Conclusão 127
Bibliografia 132
Anexo 135

Revisão da literatura

A maioria dos estudos conhecidos sobre a gagueira se caracterizam por abordagens descontextualizadas do problema que, como tais, têm em comum o fato de circunscrevê-la ao nível da sua manifestação externa, observável de imediato, ou seja, a sua aparência.

Esta aparência externa, ou aspecto fenomênico da gagueira, assim captado e fixado no indivíduo em situação, cria uma representação da gagueira como tal, que acaba transformando-se em conceito, com seu sistema correlativo de noções, que passam a ser estudadas, a partir daí, pelos interessados em entendê-la e buscar-lhe uma solução.

Dentro dessa perspectiva, ela tem sido descrita como repetições, hesitações, bloqueios e tremores, visíveis na atividade de fala, acompanhadas ou não de secundarismos verbais, isto é, de sons, sílabas, ou palavras, desnecessárias, que se somam à mensagem veiculada e de movimentos de outras partes do corpo, associados à atividade verbal, estranhos à atividade de fala convencional. Esta descrição da manifestação, ou atividade, que caracteriza a gagueira, tem sido apresentada muitas vezes subdividida em etapas, que correspondem a diversas faixas etárias e aos graus de severidade da gagueira.

Captada em seu aspecto fenomênico, a gagueira tem sido reduzida à sua atividade, tendo sua aparência fixada no mundo dos fenômenos visto que, por esta óptica, os pesquisadores têm se empenhado em encontrar sua origem, ou causa.

As formas fenomênicas, ou aparências dos fenômenos, porém, desligados de sua conexão com a subjetividade e o social, tornam-se incompreensíveis em tal isolamento, como tem acontecido ao longo dos anos à gagueira, que mesmo nas publicações mais recentes é tratada como uma incógnita. Das várias suposições sobre a sua origem e desenvolvimento, fica um vazio como resposta, o que, por sua vez, tem se constituído em prejuízo para as abordagens terapêuticas, que centradas apenas na aparência externa, ou seja, na fragmentação da realidade da gagueira, trabalham com o momento desligado da história de seu desenvolvimento e, portanto, das suas reais determinações. Isso conduz a resultados terapêuticos insatisfatórios, sem que se consiga detectar o porquê.

A estrutura da gagueira vista enquanto fenômeno tem uma ordem e uma legalidade própria, revelada nas descrições clássicas, mas essa estrutura não capta a relação entre seu aspecto fenomênico e sua essência. Captar esta relação e, portanto, captar plenamente o fenômeno da gagueira, significa indagar e descrever como ela se manifesta em gagueira e o que, ao mesmo tempo, se esconde. Os fenômenos se mostram em seu aspecto fenomênico, na relação com a sua essência. Um não é radicalmente diferente do outro, nem pertence a ordens diferentes. Sem o fenômeno, sem sua manifestação, a revelação da essência seria intangível. Não se pode confundir, porém, o aspecto fenomênico da gagueira com a sua essência, fazendo desaparecer a diferença entre ambos. O fenômeno é aquilo que se manifesta primeiro e com mais freqüência, a essência é o que se oculta, mas não completamente e a realidade é a unidade do fenômeno e da essência.

Vista unilateralmente, como forma que a atividade de fala assume, como aparência, a gagueira fica alienada dos processos que a determinaram, ou seja, de sua essência. Nessa separação entre essência e aparência ela é coisificada e aparece como autônoma.

As características manifestas da gagueira, com sua regularidade, imediatismo e evidência, que se desenvolvem à superfície dos processos realmente essenciais, penetram na consciência, assumindo um aspecto puramente orgânico, independente do contexto sujeito e social, constituindo o que Karel Kosik os denomina, a pseudoconcreticidade. Nesse sentido, representações comuns, que são projeções dos fenômenos externos na consciência do homem, são formas ideológicas do seu movimento. Os fenômenos não se mostram em toda a sua realidade, sua essência não se dá de imediato, mas é mediata ao fenômeno e se manifesta em algo diferente daquilo que é na aparência externa. Assim, a gagueira em seu aspecto fenomênico indica a essência e ao mesmo tempo a esconde. Se a essência se manifesta no fenômeno de modo incompleto e parcial, apenas sob certos ângulos e aspectos, revela a existência de movimento, mostrando que não é inerte nem passiva. Dessa forma, a gagueira, em sua atividade, é a manifestação do movimento da sua essência.

Os estudos apoiados na representação estrita da gagueira manifesta, apoiados na sua pseudoconcreticidade portanto, se caracterizam pela alienação do seu desenvolvimento histórico, em que se encontram suas reais determinações, sua essência. Desse modo, mostram-se como visões fragmentadas, que se ocupam apenas de aspectos que compõem sua totalidade.

Esses aspectos, desenvolvidos em teorias para explicar a manifestação da gagueira e subsidiar abordagens terapêuticas, por serem fragmentos de uma totalidade, muitas vezes explicitam antagonismos entre si.

Assim, os autores das diversas teorias, de forma geral, concordam quanto à descrição do aspecto manifesto da gagueira. As divergências giram em torno, principalmente, das diversas causas a ela atribuídas, havendo quem afirme que não há gagueira, mas, sim, gagos, como Ainsworth (1971), para quem a gagueira de cada gago pode ser devida a uma causa diferente.

As construções teóricas existentes podem ser divididas em três grandes grupos: orgânicas, psicológicas e sociais.

Muitos organicistas consideram a gagueira como um sintoma que pode pertencer a diferentes síndromes e, portanto, ter causas múltiplas atuando simultaneamente, ou em seqüência, num mesmo indivíduo.

As teorias orgânicas se referem, mais freqüentemente, a causas neurológicas, associando a manifestação da gagueira à epilepsia, afasia, disfunção cerebral mínima, lesões cerebrais, dominância cerebral, incoordenação motora, retardo de mielinização das áreas corticais relacionadas com a fala ou a problemas sensorioperceptivos como a teoria do *feedback* auditivo retardado. Se referem, ainda, a causas congênitas, hereditárias, traumáticas, infecciosas, endócrinas, alérgicas, organo-anatômicas, cardiovasculares e metabólicas. Este rol de possíveis causas é visto, geralmente, não como direta e imediatamente ligado à gagueira, mas como predisponente ou atuando sobre um terreno predisposto, desencadeando, determinando, ou agravando o sintoma gagueira.

As teorias psicológicas sustentam que a manifestação da gagueira resulta ou é sintoma de problemas intrapsíquicos tais como: conflitos de tendências antagônicas, em que o desejo de falar é perturbado por motivos inconscientes que impedem o sujeito de falar; conflito de padrões afetivos intensamente antagônicos que causam a ruptura da fala; duplo conflito entre o desejo de falar e não falar, silêncio e medo do silêncio; necessidades sexuais inconscientes não resolvidas (fixação oral, ou fixação anal); agressividade reprimida, entre outras.

As teorias sociais vêem a causa da manifestação da gagueira não no indivíduo, mas no processo de suas relações com os outros.

As teorias da aprendizagem descrevem a gagueira como um hábito adquirido no processo de desenvolvimento da criança, seja por condicionamento operante, em que a disfluência normal de fala é reforçada negativamente; seja por condicionamento clássico, em que emoções negativas sobre a fala ficam condicionadas a certos estímulos que com a exposição do indivíduo a eles resultam em gagueira; seja por ambos simultaneamente, de tal forma que o condicionamento clássico de emoções negativas causa a gagueira, enquanto os comportamentos do indivíduo para evitá-la, se tornam instrumentalmente condicionados.

Outras teorias, sem se referirem a esquema de condicionamento, situam a causa da gagueira nas pressões do meio ambiente, ou influência de pessoas significativas. Assim, para Wendel Johnson, o julgamento inadequado das vacilações normais da fala da criança como sendo gagueira e sua não-aceitação por parte dos pais e pessoas significativas que passam a corrigi-la, interferem no desenvolvimento normal e geram, verdadeiramente, a gagueira. Para Bloodstein, a gagueira é o resultado de experiências passadas com dificuldade de fala. Van Riper, descrevendo uma pesquisa, conta que encontrou um número significativo de pessoas consideravelmente disfluentes, que nunca se preocuparam com o fato, nem se julgaram, ou foram julgadas por outros como gagas, e chama a atenção a que tais pessoas, na sua infância, tiveram pais e professores compreensivos; ao lado disso, argumenta que os indivíduos gagos pesquisados se referem a uma infância com punições e outras lembranças negativas sobre sua fala.

Algumas investigações que buscaram a influência da cultura na incidência de gagueira mostraram que há diferenças significativas na sua incidência em diferentes culturas. Johnson (1944) e Snidecor (1947), por exemplo, relataram não haver gagos entre os indianos de Bankock e Shoshone. Bloodstein (1975) numa pesquisa sobre a incidência da gagueira, concluiu que esta parece ser a "expressão significativa da cultura que a produziu", que "dizer que há muitos gagos numa sociedade é, aparentemente, dizer que esta é uma sociedade competitiva que tenta impor altos padrões de realização ao indivíduo e considerar *status* e prestígio como objetivos desejáveis raros, que é severamente intolerante à inadequação e anormalidade, e que, como um subproduto de sua série distintiva de valores culturais, ela em todas as probabilidades, coloca um alto prêmio na competência da fala" (p. 97). Krause conta que Morgenstern (1956), em um estudo que realizou na Escócia, encontrou que famílias com intensas aspirações de ascensão têm significativamente mais gagos e ele próprio assume que é o forte desejo dos pais de serem membros de um grupo de *status* mais elevado que cria expectativas sobre a fala, explicando, com isto, o fato dos homens serem mais significativamente afetados pela gagueira do que as mulheres, já que esta expectativa é centrada, principalmente, em crianças do sexo masculino.

As três classes de teorias que delineamos, se olhadas de outro ponto de vista, podem ser reagrupadas em duas. Usando a terminologia de Ainsworth, as teorias orgânicas e psicológicas, consideram que a gagueira é causada por um "agente ativo" que atua dentro do indivíduo e as sociais consideram o "agente vivo" atuando fora do indivíduo.

Como era de se supor, a todas as linhas teóricas existem objeções.

Com relação às que defendem o "agente ativo" dentro do indivíduo, as críticas contrapõem que tanto os aspectos psicológicos, como os orgânicos, supostos como causadores da gagueira, não são encontráveis em todos os gagos, além de poderem ser encontrados, em grau maior, menor, ou igual, em indivíduos não gagos. Com relação às que defendem o "agente ativo" fora do indivíduo, há críticas que afirmam não ter encontrado tais evidências nos casos de gagueira estudados. Com relação a ambas, se contrapõe a insuficiência para explicar a gagueira em sua totalidade.

A posição da maioria dos teóricos atuais, na verdade, não é, radicalmente, limitada a uma das abordagens apresentadas em oposição às outras. Trata-se antes, de uma questão de prioridades.

Schrager, por exemplo, que defende a multicausalidade orgânica e assume que a gagueira só ocorre onde há um terreno predisposto, observa que "é muito significativo o fato de que o processo da gagueira se instale enquanto o sistema nervoso central cumpre suas diversas etapas de desenvolvimento (...) época de grande significação na evolução e desenvolvimento glotal da criança". Acrescenta, ainda, que quando os pais exageram a importância das primeiras vacilações e repetições, rotulando-as de gagueira, instala-se um sério componente psicológico, que em muitos casos, fixa o sintoma.

Temos, então, que embora o autor considere indispensável a existência de um terreno orgânico predisposto para a instalação da gagueira, considera também que este se mostra insuficiente para, por si só, explicar tal manifestação em sua totalidade, de forma que lança mão tanto da teoria social, como da psicológica para explicá-lo. Esta relação entre o orgânico, o psicológico e o social, porém, é vista de forma linear e não dialética, a qual, segundo entendemos, caracteriza melhor o processo de desenvolvimento do ser humano.

Da mesma forma, Cowes, que também assume a multicausalidade orgânica como origem da gagueira, defende uma teoria psiconeurológica "que sustenta que a gagueira aparece em indivíduos neurologicamente predispostos, atuando, às vezes, como fator desencadeante, causas ambientais, ou psicológicas. Uma vez estabelecido o sintoma, este, por sua vez, gera perturbações de ordem psíquica que contribuem para manter e agravar o problema, fechando assim um círculo vicioso. (...) o componente psíquico joga um papel de tal importância e intensidade que pode, às vezes, mascarar a causa principal". (p. 28).

Já os que defendem o psicológico como causa primeira, às vezes consideram que fatores orgânicos podem agravar a manifestação e têm também um pé nas teorias sociais, uma vez que vêem os limites entre ambas como bastante estreitos.

A teoria de Sheehan, por exemplo, que de um lado, aponta para um conflito intrapsíquico como geradas de gagueira, de outro, assume que este se condiciona no processo das relações interpessoais, quando, concordando com Johnson (1959), os pais não aceitam a forma de fala da criança. A não-aceitação gera culpa e a culpa, o conflito. Refere-se, também, a problemas com a apresentação social de si como geradores de gagueira e assume que esta basicamente não é um problema de fala, mas um problema de identidade.

Na mesma direção, Krause, que se refere à gagueira como resultado de padrões emocionais conflitivos, reconhece que estes são gerados em um processo de relações interpessoais fortemente marcados pelo desejo de ascensão social dos pais.

Aqui, segundo nos parece, a questão da causalidade tende a algum movimento, explicitando uma relação mais dinâmica entre o social e o psicológico na determinação da gagueira.

Da mesma forma como os que consideram os problemas psicológicos como causa primeira da gagueira não descartam a relação destes com o social, os que consideram o social como causa primeira não descartam as decorrências psicológicas.

Para Wishner, as circunstâncias apontadas por Johnson de não-aceitação das disfluências normais da fala da criança e a sua rotulação como gagueira geram na criança sentimentos como ansiedade, pena e vergonha, diante da fala, que por sua vez, condicionam a ela uma luta antecipatória, ou expectativa, que produza gagueira, sendo que depois desta, há um alívio imediato da ansiedade, que ajuda a reforçá-la. Ele descreve, assim, a gagueira como um ato instrumental de evitação.

Van Riper desenvolve a maior parte de sua análise da gagueira em torno das relações interpessoais e do processo de aprendizagem. Relata, por exemplo, que quando sozinho falando com crianças, animais, cantando ou representando, o gago, geralmente, não gagueja, deixando entrever assim, a noção de que o gago tem seu sistema fono-articulatório íntegro e a compreensão de que existe uma estreita relação entre a manifestação da fala com gagueira e a situação de comunicação. Descreve exaustivamente as diversas estratégias que o gago usa para poder falar e as emoções que a elas se associam. Mostra que essas estratégias, fruto de experiências passadas, embora dirigidas a evitar a gagueira, continuam a gerá-la. Afirma ainda que os problemas emocionais que se fazem presentes são decorrências bastante justificáveis às circunstâncias que envolvem a manifestação da gagueira.

De acordo com nosso entendimento, sua análise pode-se entrever os germes da noção de alienação de si que caracteriza a manifestação da gagueira (conforme desenvolveremos no próximo capítulo) e de uma relação mais dinâmica entre o orgânico, o psicológico e o social. Ele mesmo admite que sua explicação é insuficiente e que uma única teoria, do ponto de vista das teorias clássicas, não basta para explicar a gagueira.

No panorama das teorias sobre gagueira, a abordagem fenomenológica, elaborada por Meira, merece destaque por ser uma das poucas produções originais de autores brasileiros sobre o tema. Nela a autora reconhece a fragmentação a que as teorias tradicionais submetem a questão e argumenta no sentido da necessidade de resolver os problemas por ela gerados. Para tanto, propõe-se a resgatar a continuidade entre o interno e o externo do indivíduo, aprofundando-se no comportamento manifesto do gago, até atingir sua essência, evitando os desvios criados pelas suposições de possíveis causas e pelas descrições e classificações *a priori*.

Por meio desse tipo de abordagem, a autora mostra que o que se tem representado sob o nome de gagueira corresponde, no corpo, a "invólucros de tensão", que impedem a coordenação muscular adequada, necessária para a produção da fala normal e, também, escondem a essência da gagueira.

Entretanto, no caminho percorrido da aparência manifesta, descrita como "invólucros de tensão", para a essência, parece-nos que se reduz o indivíduo à sua manifestação externa e se reifica a tensão, na medida em que ela não é vista como produto de relações psicossociais vividas. Fragmentando desse modo, a realidade, entendemos que se acaba postulando como essência da gagueira o reflexo da sua aparência. A essa essência a autora chama "gagueira pura", ou "essência da gagueira", que seria encontrada atrás dos "invólucros de tensão".

A teoria, dessa forma, inscreve-se nas que defendem a organicidade da gagueira associada a problemas psicológicos, na medida em que a autora se refere a uma "neurose da coordenação motora" e a um "distúrbio da consciência" pelo qual o gago "'fantasia' uma determinada situação, percebendo-a de forma irreal".

Está claro que com a obra de cada um dos autores analisados, podemos apreender muito mais sobre gagueira do que se mostra neste trabalho. Para os efeitos do que no momento consideramos importante, entretanto, cabe concluir que, do nosso ponto de vista, a pressuposição da prioridade de qualquer um dos três aspectos – social, psicológico ou orgânico –, sobre os demais, conduz a reducionismos. Tal pressuposição reflete uma visão abstrata de homem, separada de seu desenvolvimento histórico, alienada das leis do seu movimento concreto.

Em todas as formas clássicas de ver a gagueira aqui apontadas, está sempre presente o mesmo método de representar a manifestação observada, isolando-a do conhecimento do processo histórico que levou o ser a tal manifestação. Reifica-se, desse modo, o gaguejar, que deixa de ser apreendido como resultado de atividades práticas. Não se vê o homem como produto e produtor do seu meio sociocultural. Nessas circunstâncias, as causas atribuídas a tal manifestação se conduzem a parcelas de uma possível totalidade. Estas certamente não deixam de expressar aspectos verdadeiros da gagueira. Não a apreendem, porém, em todo seu sentido, na medida em que estão desligadas da dimensão sociocultural a que pertencem, desligados das relações e mediações que a determinaram, dando a impressão de que o universo da gagueira é o caos a que muitos se referem. As parcelas têm apontado para o orgânico, o psicológico e o social e, curiosamente, nenhuma abordagem procurou uma relação dialética entre elas.

A relação se mostra quando olhamos os pontos de vista dos diversos autores aqui analisados, à luz do desenvolvimento histórico da criança e suas múltiplas determinações. Nessa perspectiva se revelam lacunas, que ao serem preenchidas integram orgânico, psicológico e social em sua relação dialética como totalidade humano-social, revelando a gênese da gagueira, sua manutenção e reprodução.

De acordo com Krause, a gagueira é um distúrbio da infância que começa e se desenvolve usualmente ao mesmo tempo que a fala é adquirida, de forma que, a natureza do estresse e demandas conflitivas que a envolvem devem estar centradas em torno da transmissão de valores e expectativas dos pais para as crianças. Refere também uma rapidez para desenvolver distúrbios de fala sob influências sociais específicas. No mesmo sentido argumenta Blosdstein, para quem a gagueira é o resultado de experiências passadas com dificuldades de fala, geradas pelas expectativas dos outros significativos para com o indivíduo, de acordo com valores assumidos em uma dada sociedade e projetadas sobre ele. Também Van Riper relata, como já vimos, que indivíduos gagos, tipicamente, têm lembranças negativas com relação à sua fala na infância.

A essas idéias, somamos as de Johnson e Wishner, considerando-as como uma lente de aumento que põe em foco a visão sócio-histórica se processando nas relações de comunicação entre a criança e os seus outros significativos (geralmente a família). Os seus pontos de vista se referem a disfluências normais à fala das crianças, que não sendo aceitas pelos pais e sendo rotuladas de gagueira, originam sentimentos negativos diante da fala e geram a gagueira propriamente dita.

A não-aceitação da forma de falar, que pode se concretizar em comunicações verbais, tais como "fale direito, fale devagar, acalme-se" e/ou "pense antes de falar" etc., ou em comunicações não verbais, como expressões de desagrado, tem sido vista por nós, como um dado real, tanto no relato de pais que nos procuram para consulta por considerarem seus filhos gagos, como nos relatos de nossos pacientes adultos a respeito de sua fala na infância.

As frases referidas, ainda, apresentadas em ordem de sua freqüência de uso, são mencionadas na pesquisa de Krause, como estratégias que os pais usam para prevenir o distúrbio.

Diante disso, parece lícito referirmo-nos à existência de uma "ideologia do bem falar", sendo mediada nas relações de comunicação entre a criança e os outros significativos, que, por ser ideologia, implica em lacunas tais como a alienação, na consciência de quem a veicula, das dificuldades naturais implícitas ao processo de aquisição da linguagem.

Consideremos agora que a relação entre rótulo de gago – sentimentos negativos – gagueira, é muito linear e mecânica. O sentido dessa relação está no processo histórico que agrega um significado social ao rótulo, ou seja, há uma ideologia que nele se cristaliza e que assume um significado pessoal, para a criança nas relações de comunicação em que ela está envolvida. Em outras palavras, o significado do rótulo gago não se cria, nem se restringe a relações interpessoais particulares, que são vividos, mas é produto de uma ideologia mais ampla, que pertence ao grupo social no qual os indivíduos que o veiculam estão inseridos. E esse rótulo compreende a gagueira como um estigma, como algo indesejável. Então, não se trata simplesmente de rotular a forma de fala como gagueira que gera sentimentos negativos e produz a gagueira. Trata-se principalmente de uma reação de não aceitar a forma de falar da criança, por julgá-la como gagueira, o que traz para a cena o conteúdo sócio-histórico de tal rótulo e reproduz seu significado nas relações entre a criança e os outros, atingindo-a.

Uma outra consideração com relação à reação de não aceitar a fala da criança é que ela tem uma conotação metalingüística, isto é, se refere à própria atividade de falar e, como tal, não poderá ser adequadamente compreendida pela criança, por ser seu pensamento de natureza mais concreta e prática e por ser a fala uma atividade de natureza espontânea, ou seja, o falante sabe falar, mas não sabe como o faz. Isto quer dizer que a criança não terá condições de atender a solicitação do meio e passar a falar de forma diferente da que estava fazendo.

Como nos mostra Malrieu, a fala tem para a criança um sentido prático e social. Por seu intermédio vai, cada vez mais, sendo capaz de interferir e manipular o seu meio, ao mesmo tempo que afirma a si mesma inscrevendo-se nele. Não existe, porém, consciência de como funcionam os fatores concretos que envolvem a atividade de falar em si, como os movimentos articulatórios, a coordenação pneumo-fono-articulatória etc., que se automatizam no processo das relações interpessoais. Assim, o significado possível, que se desprende da não-aceitação da forma de falar é que se falou mal ou não se falou como deveria.

A isto se soma, ainda, o fato de que a não-aceitação da forma de fala cria uma situação paradoxal.

A situação paradoxal, ou paradoxo pragmático, pode ser caracterizada como uma interação em que alguém solicita algo de tal natureza que, para ser obedecido, tem de ser desobedecido. Isto, em outras palavras, quer dizer que a situação não permite uma resposta adequada.

E isto acontece, conforme acabamos de analisar, quando não se aceita a forma de falar da criança, seja por meio de reações verbais ("calma", "pensa", "fala devagar") ou por meio de expressões de desagrado.

Bateson, Jackson, Haley e Weakland criaram o termo "dupla vinculação" para descrever as características essenciais da interação paradoxal.

Numa interação desse tipo, duas ou mais pessoas estão envolvidas numa relação que possui um elevado valor de sobrevivência física e/ou psicológica para uma, várias, ou todas elas. E esse é o caso das situações entre a criança e os seus outros significativos, no período de aquisição e desenvolvimento da linguagem. Nesse contexto, é dito algo afirmativo como: "fale", acompanhado de algo sobre a própria afirmação: "fale direito"; "calma, fale devagar", de tal forma que as duas afirmações excluem-se mutuamente e o significado do dito é indefinível. Ou seja, ao solicitar à criança que "fale direito"; "fale com calma" etc. se está exigindo dela uma forma de fala específica, que, contudo, não é especificado, colocando-a, assim, diante de uma exigência que está acima de suas possibilidades de execução. Além disso, a solicitação obstrui a forma de fala espontânea, ou a capacidade natural de falar da criança, o que a afasta, mais ainda, da possibilidade de responder adequadamente à situação. Uma fala adequada se desenvolve em um contexto no qual as relações de comunicação preservam a espontaneidade e reforçam a capacidade de falar. Quando se impõem restrições à forma espontânea de falar, reforça-se a incapacidade e acaba-se prejudicando o desenvolvimento natural da fala.

A criança a quem se dirige a restrição, por sua vez, está impedida de sair do quadro de referência estabelecido pelo dito, quer fazendo um comentário, uma vez que não é capaz de examinar o dito, quer retraindo-se, porque é muito improvável que a criança desista de falar quando está, na verdade, sendo solicitada a fazê-lo. Assim, embora o dito não possua significação lógica plausível, ele se constitui numa realidade pragmática, à qual a criança nem pode deixar de reagir nem pode reagir apropriadamente, isto é, não paradoxalmente. Em outras palavras, não pode não falar nem falar da forma que os outros esperam que fale, o que significa que situações paradoxais geram reações, igualmente, paradoxais. Numa situação de dupla vinculação com relação à fala como a descrita, portanto, a criança pode ver-se punida, ou, pelo menos, ser levada a sentir-se culpada pela sua forma de falar.

Watzlavick afirma: "Sempre que a dupla vinculação é duradoura, possivelmente crônica, converter-se-á numa expectativa habitual e autônoma a respeito da natureza das relações humanas e do mundo". (p. 195). Isto quer dizer que, se a atividade de fala de uma criança estiver sistematicamente exposta a interações paradoxais, as situações de comunicação e a conseqüente necessidade de falar se tornarão situações de expectativa.

Se como vimos antes, a situação de dupla vinculação produz uma reação paradoxal, esta, por sua vez, produz um duplo vínculo para quem o estabeleceu e isto redunda num padrão de comunicação que se perpetua a si mesmo. A criança continuará a falar dentro das suas possibilidades, ou seja, falará reproduzindo a forma que suscitou a interação paradoxal, e o adulto, nem aceitará esta forma, nem deixará de reagir a ela continuando a chamar sua atenção para que fale direito. Dessa forma, a linguagem da criança continuará se desenvolvendo dentro do padrão de interação paradoxal, no qual, a fala é ao mesmo tempo negada e exigida.

Quando um padrão desse tipo começa a atuar, ele se torna um círculo vicioso. Assim, os problemas que decorrem da situação paradoxal de fala não podem se restringir à noção de causa-efeito para serem compreendidos. Sua compreensão depende antes da visualização e descrição das relações entre seqüências de acontecimentos. Assim, se as seqüências da experiência interpessoal colocam a atividade de fala, sistematicamente, numa situação paradoxal, no período em que a linguagem está sendo adquirida e desenvolvida, a fala sofrerá uma distorção, na medida em que o indivíduo passe a não mais ter certeza da aceitabilidade de sua atividade articulatória. Isso gerará uma ruptura no desenvolvimento da fala, de tal forma que o padrão natural passará a se apresentar sob uma nova qualidade. A atividade de fala deixará de se desenvolver dentro da espontaneidade que lhe é natural, como decorrência da impossibilidade de reagir adequadamente à exigência feita a ela. Não podendo escolher a alternativa que lhe permita corresponder ao que as pessoas querem, o indivíduo move-se de uma fala normal para uma fala com a qualidade gaguejante.

Do ponto de vista da subjetividade, a impossibilidade de escolher uma alternativa adequada como única possibilidade se constitui num conflito. Dessa forma, entendemos que as teorias psicológicas que vêem como causa da gagueira um conflito de tendências antagônicas refletem uma certa percepção do paradoxo vivido, como por exemplo a teoria de Sheehan, que se refere, como vimos, a um conflito de aproximação e evitação materializado no desejo concomitante de falar e não falar. Entretanto, como essa teoria não se detém na dialética entre as relações de comunicação e o padrão de fala, não pode ver, também, o conflito sendo produzido dentro do movimento dialético. Assume assim uma visão linear, na qual o conflito é reificado e apresentado como causa da gagueira.

A condição de não poder nem responder de forma adequada às exigências de fala do meio, nem sair da situação de comunicação, caracteriza um duplo vínculo que, como vimos, pode levar a criança a sentir-se punida, ou culpada, pela sua forma de falar. Assim, podemos argumentar que se a situação de dupla vinculação for duradoura, sentimentos negativos podem se condicionar à atividade de fala conforme afirmam as teorias da aprendizagem. Entretanto, esses sentimentos, à luz da presente análise, não podem ser vistos como causa direta da gagueira, mas como produto de um processo no qual o tipo de relações interpessoais coloca a fala diante de um paradoxo, o qual gera uma ruptura no desenvolvimento da fala.

Vimos, ainda, que a dupla vinculação, além de se constituir numa situação de conflito, quando é duradoura, não só gera emoções negativas que podem se condicionar à atividade de fala, como também, converte-se numa expectativa habitual a respeito da situação de comunicação e da conseqüente necessidade de falar. Isso pode afetar a capacidade de percepção da realidade pelo indivíduo. Tudo isto, que se situa na relação entre o psicológico e o social, pode corresponder no organismo a um aumento da tensão muscular na situação de comunicação e, portanto, a um aumento da tensão para falar, o que equivale a entender que num contexto de exposição sistemática à dupla vinculação, a atividade de fala pode associar-se a um aumento de tensão. Isso vai ao encontro da noção de "invólucros de tensão" proposta por Meira. Entretanto, divergindo da autora, não entendemos que exista uma "essência da gagueira" na pessoa que gagueja, mas sem uma mudança na qualidade da produção articulatória que se torna alterada, como produto da história das relações de comunicação vividas.

Podemos considerar ainda que o período de desenvolvimento, no qual estamos considerando os efeitos de interações que colocam a fala diante de um paradoxo é, também, um período de apropriação da realidade pela criança, de desenvolvimento da sua consciência. Assim, o desenvolvimento da linguagem e da fala, que permitem à criança, cada vez mais, interferir no seu meio, é também o desenvolvimento de uma consciência de si, circunscrita a esse meio, o que quer dizer, que representando o mundo que a cerca, a criança vai representando a si mesma como parte dele, e assim desenvolve sua identidade.

Se o significado possível que se desprende da não-aceitação da forma de fala é a idéia de que se fale mal ou não se fala como deveria, somada à impossibilidade de achar uma resposta adequada para sua fala, temos uma criança vivendo situações em que não sabe como falar. Nesse contexto, os efeitos da dupla vinculação não apenas geram uma situação de conflito, na qual emoções negativas e expectativa se associam à situação de comunicação e à atividade de fala, determinando um padrão de fala alterado. Eles poderão gerar, também, a formação de uma imagem de si como mau falante, que passará a caracterizar a identidade da criança.

A imagem de si como mau falante, por sua vez, terá como efeito o desejo de falar bem para ser socialmente aceito. Desse modo, o paradoxo em que as interações anteriormente analisadas podem colocar a atividade de fala se reproduzirá, na subjetividade do indivíduo, na forma do paradoxo de ser um mau falante e ter de falar bem.

Assim, as experiências interpessoais, que veiculam uma "ideologia do bem falar" e geram situações paradoxais de fala, ocorrem no desconhecimento das características próprias à aquisição e ao desenvolvimento da fala e da linguagem; não são capazes de ver o afetivo potencial articulatório da criança e determinam nele uma ruptura, que o leva a constituir-se de modo gaguejante.

A ruptura, como vimos, é caracterizada por uma vivência conflitiva em relação à atividade de falar, na medida em que essa atividade está circunscrita a uma impossibilidade de escolher a resposta adequada de fala, em relação às exigências do meio. O falar fica assim associado à expectativas e emoções negativas que, por sua vez, determinam alterações, isto é tensões, na produção articulatória. Tudo isso permite a cristalização na subjetividade de uma representação de si como um mau falante que por isso mesmo deseja falar bem, para ser aceito pelo seu meio.

Com isso podemos concordar com a idéia de Sheehan, que se referia a um problema com a representação social de si como geradora de gagueira, assumindo que esta, basicamente, não é um problema de fala, mas um problema de identidade.

Entendemos que a ruptura no processo de desenvolvimento da fala e a cristalização de uma representação de si como mau falante pode ser possível já no quarto ano de vida da criança, quando sua capacidade de representação, ou tomada de consciência da realidade, que tem origem nas comunicações com o adulto, se amplia e ela se torna capaz de significar as relações existentes entre duas situações, uma passada e outra presente, ou uma presente e outra futura. Surge assim consciência de uma história pessoal, que se apresenta como uma série de acontecimentos e progressos. Isto é, a vivência de um estigma ideológico sobre a forma de falar, veiculado em relações de comunicação paradoxais, pode ganhar um sentido pessoal e se constituir numa verdade, na medida em que a criança não tem condições de questioná-lo. Nessa medida, operacionaliza a situação em que ele ocorre na perspectiva de que fala mal, negando assim sua capacidade articulatória e colocando-a num contexto de dúvida.

Temos portanto, que entre julgar uma forma de fala como gagueijante e a manifestação da gagueira propriamente dita, há um processo dialético histórico de relacionamentos interpessoais, que ocorrem dentro de uma perspectiva ideológica alienada das contingências naturais ao processo de desenvolvimento da sala e da linguagem da criança. Isso mostra uma reificação ou coisificação da fala, com base no qual se passa a exigir da criança um padrão de fala que está além das suas possibilidades de realização, o que a torna gaguejante.

Acreditamos que essa perspectiva histórica e dialética de ver a origem da gagueira compõem um quadro coerente, que pode explicar o emergir de todos aqueles comportamentos classicamente descritos para definir a gagueira, a saber: repetições, hesitações, bloqueios, movimentos corporais associados à fala, evitações de palavras, de situações, tudo isso dentro de um visível esforço ou tensão para falar. Pode explicar também o fato conhecido de que esses comportamentos podem ocorrer com mais ou menos freqüência em diferentes situações, e, às vezes, até mesmo desaparece por completo como quando se fala sozinho ou com animais.

A explicação corrente nos parece ser a de que quanto mais a auto-imagem de falante está em jogo, mais importante se torna falar direito, o que gera a ativação da emoção, e conseqüentemente tensão, prejudicando no sinergismo da fala. Isso explica o aumento da gagueira nas situações em que o indivíduo tem de falar diante de pessoas que para ele representam autoridade, ou diante de um grupo que poderá avaliá-lo, ou, de modo geral, quando a responsabilidade pela comunicação aumenta. Essa explicação permite que nos oponhamos a Irwing, que refere não haver explicação para o aumento da gagueira diante de pessoas que representam autoridade.

Diante do que dissemos até aqui, podemos considerar que a tensão ou o esforço se tornam uma condição necessária à fala do gago, pois, segundo entendemos, elas passam a se configurar em hábito intimamente associado à interação entre imagem de mau falante e necessidade de falar bem. Entendemos que juntas elas se constituem em elementos básicos do modo de funcionamento da gagueira.

As reações de antecipação e evitação de falhas na fala, a que vários autores se referem ao descreverem o comportamento de fala do gago, são também, segundo nos parece, elementos constitutivos desse modo de funcionamento. Referindo-se a esse funcionamento, Krause escreve que parece ser evidente que todas as técnicas de evitação do adulto são disparadas por eventos de gagueira antecipados.

Antecipar dificuldades na fala implica acreditar na sua existência, e foi, exatamente, o que o estigma sobre a forma de falar e a decorrente interação paradoxal mostraram ao indivíduo. Assim, quando em situação de comunicação, é de esperar que dificuldades de fala sejam antecipadas seguidas da tentativa de evitá-las para assim tentar falar melhor. Dessa forma, a uma fala que habitualmente se tornou tensa em virtude do conflito em que está contida (não poder falar como fala e não saber como falar de outro modo), se soma mais tensão para atender especificamente ao desejo de não se mostrar como mau falante. E tudo isso decorre da incapacidade de desmontar o paradoxo e criticar o estigma que foram assumidos como verdades.

Tentando rebater o funcionamento da subjetividade e da fala da pessoa que gagueja, em função de todas as considerações que fizemos até aqui, temos que, em momentos em que precise falar e sua imagem de falante lhe pareça importante, ela terá motivos para querer falar bem e ao mesmo tempo acreditar que não será capaz de fazê-lo.

Assim, se uma imagem de si como mau falante, ou seja, uma consciência de que não fala bem, foi desenvolvida ao longo da história de vida, ao aproximar-se o momento de falar a pessoa antecipará sua dificuldade, o que por sua vez a levará à tentativa de evitá-la, para que não apareça como um mau falante. A antecipação da dificuldade em uma dada situação pode ser tão intensa que opta por sair dela para não ter que falar, ou, se não puder fazê-lo, começa a fala com um forte bloqueio. Este, como vimos, decorre do tensionamento a que todo o organismo está submetido e, ao mesmo tempo, demanda um esforço adicional no sentido de ser vencido e permitir que surja a articulação dos sons que configuram o que se pretende dizer. Assim, depois de alguns segundos de esforço, a esperada articulação se faz. Isso diminui a tensão e permite alguns segundos de fala espontânea, até que, diante da fluência, todo o mecanismo se repita, interrompendo o fluxo, novamente, sob outro tensionamento. Em circunstâncias em que, por alguma razão, a imagem de si não está em jogo, a ativação de todo esse modo de funcionamento, diminui e, às vezes, até desaparece, de forma que (como é sabido) toda pessoa que vive a gagueira tem também, sempre, experiências de ser fluente. A propósito dessa vivência de fluência, meus pacientes sempre relatam que de fato nem se lembraram da gagueira nesses momentos.

Segundo Tewelliger (p. 48) "As variações fonéticas ocorrem em cerca de um décimo de segundo. E o fato da sentença ser compreensível atesta que a maior parte daquelas variações se efetiva de maneira precisa, embora haja considerável probabilidade de erro em qualquer língua. (...) Quando fala, a pessoa não pensa em fonemas. Se pensa em alguma coisa, é em palavras ou, melhor ainda, em idéias ou significações completas. Em verdade não disporia de tempo para pensar em fonemas, ainda que soubesse o que eles são. O falar se processa de maneira demasiado rápida para admitir esse tipo de reflexão." Dito em outras palavras, para falar não pensamos em "como", mas no "o quê". Entretanto, a imagem de si como mau falante e o desejo de evitar que ela apareça parece implicar exatamente o contrário.

Se historicamente, a atenção do indivíduo que manifesta gagueira foi levada a ligar-se em como falar, este é outro aspecto que produz aumento de tensão na atividade de fala.

O processo de antecipar dificuldades na fala e tentar evitá-las, com o passar do tempo, vai se desenvolvendo, como Krauser menciona, numa técnica, que pode ser considerada um verdadeiro ritual.

Van Riper referiu-se a truques disparadores e adiadores como duas classes genéricas que englobam todos os comportamentos manifestos da gagueira. Quer dizer, o indivíduo, antecipando que vai falhar, ou procura forçar a saída da fala, por exemplo, estalando a língua, apertando os olhos, batendo com a mão em algum lugar, engolindo com força, inspirando rapidamente, fechando as cordas vocais etc., ou disfarça, procurando adiar a dificuldade que ele acredita que vai ter, por exemplo, interpondo palavras como "é que", "então", "como é que é", sons sem nexo, como "at", "egs", hesitando: "ã...", "é...", fingindo pensar etc. É importante·considerar que um truque que para uma pessoa tem caráter adiador, para outra, pode ser disparador. Como dizia Van Riper, só a própria pessoa pode esclarecer a intenção oculta atrás de um truque.

Como poderemos notar, a presença de truques ganha coerência dentro de uma história do desenvolvimento da fala que emerge da interação paradoxal e da "ideologia do bem falar" que a sustenta. Quando a atividade de fala é acompanhada de uma consciência de si como mau falante, cuja manifestação se procura disfarçar os truques passam a ser parte de um ritual que se desenvolve para esse fim. O ritual de truques parece constituir-se em uma forma de confirmar o mau falante e assim permitir que se continue falando, porque visa disfarçar e superar as dificuldades antecipadas. Ao mesmo tempo, o indivíduo não percebe que, ao usá-lo perpetua sua dificuldade. O uso se automatiza e se torna necessário diante da antecipação da dificuldade, sendo que, em si, constitui-se também em um elemento estranho ao fluir habitual à maioria dos falantes. O truque, então, é produto da antecipação de dificuldades na fala e, ao mesmo tempo, as afirma, sem que o indivíduo se aperceba, pois se torna condição necessária para que possa continuar falando.

É interessante, considerar, ainda, com relação aos truques que um indivíduo, num dado momento, ao sentir que não vai conseguir falar a próxima palavra, pisque fortemente os olhos e diga "é que", por exemplo, e depois, consiga dizê-la. Por este ponto de vista, o truque deixa entrever que a dificuldade não é de fato na fala, uma vez que o piscar nada tem a ver com os movimentos articulatórios. Além disso "é que" foi uma articulação possível, antes de uma outra que supostamente não o era, para em seguida sê-lo. Os truques, assim, se mostram como fetiches que fazem parte de um ritual para desencadear palavras e evitar gagueira, respondendo à antecipação de que dificuldades na fala vão ocorrer. E o indivíduo não vê que o próprio truque é, talvez, o pior, na manifestação da gagueira, porque sustenta e mantém a antecipação das falhas ao mesmo tempo que decorre dela.

Fortalecendo a idéia do fetiche podemos, ainda, argumentar, que não é difícil, que manifesta gagueira, observar que todos os sons que num momento apresentam dificuldade de emissão, em vários outros momentos aparecem sem dificuldade alguma e mais, levando em conta o conteúdo do discurso, as quebras no fluxo da fala aparecem, tipicamente, nas palavras ou nas seqüências discursivas mais significativas para o indivíduo, sequências em que a ativação emocional poderá aumentar para qualquer falante, mas que para o gago parecem estar ligadas à imagem de si como mau falante. Assim, a ativação emocional relativa ao significado do que se diz parece promover a antecipação de dificuldades para dizê-lo e logo a necessidade de truque, e a tudo isso subjaz a imagem de si como mau falante.

Do que dissemos aqui, podemos concluir que por meio de uma abordagem histórica que revele o conteúdo das mediações de significado presente no processo das relações sociais, as quais determinam o processo de desenvolvimento da consciência do indivíduo, podemos chegar a uma compreensão coerente sobre a origem da manifestação da gagueira. Essa compreensão se dá por meio da localização de uma ruptura no desenvolvimento da linguagem, que marca o início de uma fala gaguejante e determina seu ulterior desenvolvimento e manutenção.

A abordagem histórica assim nos permite captar um processo de interações mediado por uma ideologia específica, que denominamos "ideologia do bem falar". Esta sustenta um tipo específico de interação, a paradoxal, que, por ocorrer no período da primeira socialização da criança, a leva a encarar como verdadeira a representação de si como um mau falante, de tal forma que passa a produzir-se com base nela. Justifica-se, assim, todo um ritual que se automatiza à atividade de fala, com o objetivo de evitar a gagueira e disparar a fluência verbal, o qual pode ter início já por volta do 4º ano de vida.

O andamento dessa análise procura entender a gagueira dentro da totalidade do processo histórico de apropriação da realidade, pela criança. Esse modo de vê-la nos permite captar alguns reducionismos de outras visões teóricas, bem como enxergar alguns aspectos do desenvolvimento da linguagem e da consciência que sofrem uma ruptura, a qual tem como efeito um salto qualitativo, no qual se pode compreender o desenvolvimento da gagueira e revelar sua gênese.

O pensamento histórico dialético desse modo fornece o caminho que nos permite esse tipo de análise, em que a reificação da gagueira é superada. Nesse caminho busca-se uma concepção e abstração da gagüeira que corresponda à unidade entre seu aspecto fenomênico, ou aparência e sua essência em movimento.

A análise parte da gagueira e chega a ela novamente, percorrendo um movimento circular em espiral, no qual se revela um conteúdo diferente do qual se tinha partido. Esse conteúdo é rico em relações e determinações. Na medida em que revela sob a aparência da fala gaguejada seu caráter mediato e derivado como produto cristalizado de relações sociais.

Entendemos, assim, que a gagueira é uma forma que a atividade de fala pode assumir em determinadas pessoas, e que a compreensão do surgimento dessa forma pertence a um todo maior que é o da linguagem. É na história do desenvolvimento da linguagem que encontraremos a compreensão da constituição da gagueira. Nesse sentido, se o princípio metodológico da investigação histórica-dialética é a visão da totalidade concreta, isso significa que cada fenômeno só pode ser compreendido como um momento do todo. Assim, a gagueira, compreendida como um momento da fala, só pode ser entendida dentro do contexto do desenvolvimento da fala e da linguagem e, portanto, como fenômeno histórico que somente desse modo pode definir a si mesmo. A história do desenvolvimento, ou apropriação da linguagem pelo sujeito é, ao mesmo tempo, a história da gagueira, na medida em que, em algum ponto da primeira se dá um salto qualitativo que gera a segunda.

Problema de pesquisa

Se para cada pessoa o mundo da verdade é também sua própria criação como indivíduo social histórico, a existência da gagueira, como verdade e criação da uma realidade, é um processo ontogenético possível de ser captado no discurso do gago sobre a história do desenvolvimento de sua fala.

Pretendemos, então, entender aqui a manifestação da gagueira por intermédio da história do desenvolvimento da fala da pessoa gaga, baseando-se no fato de que a gagueira é uma forma peculiar que a atividade de fala assume e que, para ser plenamente entendida, deve ser vista em relação ao contexto maior a que pertence.

Entendemos que, ao relacionar a manifestação da gagueira à seqüência do contexto maior a que pertence, temos acesso ao movimento do pensamento do indivíduo com relação à fala e à gagueira, o que implica compreensão do desenvolvimento da sua consciência com relação a eles, ou seja, compreensão da forma como ele ordenou a realidade exterior a este respeito; da forma pela qual sua consciência interpreta o real dando-lhe uma aparência.

Ao analisar, a partir do discurso o movimento do pensamento, podemos obter um sistema de categorias, que refletem as leis gerais desse movimento e mostram a relação do pensamento com o ser. A categoria é um dispositivo lógico do pensamento científico teórico, é um meio de síntese daquilo que no discurso apresenta similaridade de conteúdo. Dessa forma, a análise dos discursos será feita no sentido de buscar as categorias que dele emergem.

As categorias, vistas na perspectiva histórico-dialético, são termos gerais que refletem o mundo externo, e generalizam as leis de desenvolvimento, ou movimento, dos fenômenos e processos sensorialmente perceptíveis, que existem independentes da nossa consciência. Captando o sistema de categorias que se mostra nos discursos, poderemos ter acesso à sucessão do desenvolvimento do conhecimento do sujeito a respeito da sua fala e da gagueira. Em outras palavras, por intermédio dos conteúdos objetivos das categorias, que refletem a realidade e os processos que nela se desenrolam, poderemos revelar a formação da gagueira.

Assim, através de uma análise qualitativa do discurso, pretendemos verificar qual a relação entre a gagueira e o desenvolvimento da consciência, revelar se existem condições psicossociais gerando a gagueira, se ela é de alguma forma determinada pelo movimento dialético entre o conteúdo das relações sociais e as representações que a pessoa faz de si e do mundo.

Entendemos que o discurso sobre a história do desenvolvimento da fala se constitui num material bastante amplo para uma análise concreta das representações que o indivíduo tem dela, no qual lacunas, contradições e a ideologia que lhe é subjacente podem ser detectadas.

Metodologia da pesquisa

Material utilizado:
– discursos de 7 pessoas obtidos da seguinte forma:
– *Sujeitos de 1 a 5* – gravações em fita cassete, conversando comigo sobre a história do desenvolvimento da sua fala. Nestas, a conversa foi dirigida, sempre que necessário, de forma a garantir que os sujeitos relatassem o que sabiam sobre como começou a gagueira e quando; quem falava nisso; como; com quem; desde que idade se lembram de serem gagos; como entraram em contato com as palavras gago-gagueira; se alguém os ajuda, ou ajudava a falar e como; que acham ou achavam dessa ajuda; o que acham da reação dos outros à sua fala; como eles próprios consideram a sua fala; se a gagueira atrapalha em alguma coisa; o que era e é gaguejar; onde acontece e não acontece; por que; se fazem alguma coisa para serem fluentes, ou não gaguejar; se já fizeram tratamento; que tipo; como foi; qual o resultado.

– *Sujeito 6* – gravação em videocassete, na qual conta e responde a perguntas sobre sua gagueira e o processo terapêutico em que foi superada aos alunos do 3.º ano do curso de Fonoaudiologia da PUCSP-1982.

– *Sujeito 7* – um "Diário da fala" escrito entre julho de 1981 e agosto de 1982, com 44 relatos e um "Livro sem nome", escrito em meados de julho de 1982, com quatro relatos que se referiam à gagueira. Este material foi, gentilmente, emprestado pelo autor, paciente de uma colega, por um curto período de tempo, para que dele extraísse os dados necessários a esta pesquisa.

Dados dos sujeitos

Sujeito 1

É um rapaz de pouco mais de vinte anos que conheci por intermédio de uma amiga comum, a qual lhe contou sobre o meu trabalho com a gagueira e sobre esta pesquisa.

Como ele se considerava gago, mas nunca tivera oportunidade de entrar em contato com um profissional que pudesse ajudá-lo, embora desejasse fazê-lo, achou que contar a história de sua fala e da gagueira para colaborar com esta pesquisa poderia ser também uma forma de conhecer mais sobre o assunto.

O nosso primeiro encontro aconteceu no dia 11/1/84, no qual, orientado pelas minhas perguntas, discorreu durante uma hora a respeito do tema proposto, que foi gravado e aqui analisado.

Para atender também aos seus interesses, marcamos encontros subseqüentes, não mais para analisar o discurso gerado, mas com fins terapêuticos, que ele pôde freqüentar enquanto estava em férias escolares.

Sujeito 2

É um rapaz de quase 20 anos que me procurou por indicação de outra fonoaudióloga para tratar da sua gagueira.

Na primeira entrevista, em 27/3/84, solicitei que me permitisse gravar nossa conversa, explicando-lhe sobre a pesquisa que estava realizando.

Embora a gravação tenha durado também uma hora, como no sujeito anterior, o sujeito 2 não desenvolvia espontaneamente o discurso, criando muitos intervalos de silêncio e obrigando-me a fazer muitas perguntas, para obter respostas que extrapolassem o simples sim, não e não sei.

Na sessão do dia 12/4/84, quando já nos havíamos tornado mais amigos e ele se sentia mais à vontade ao conversar, solicitei que me permitisse gravar novamente a nossa conversa e, dessa forma obtive mais vinte minutos de gravação que somada à primeira, constituíram o discurso aqui analisado.

Sujeito 3

Trata-se de uma senhora de mais de 30 anos, a quem já conhecia há mais de um ano pelo fato de ser terapeuta do seu filho, que durante uma sessão em que falávamos dele, comunicou-me o seu desejo de fazer terapia para acabar com sua gagueira.

Ela consentiu que eu gravasse nossa primeira sessão que ocorreu em 2/4/84 e teve duração de uma hora. Durante essa sessão seu interesse era muito menos o de me contar sobre a história da sua fala e gagueira e mais o de saber o que eu poderia fazer para pôr fim à última, levando-me dessa forma a falar muito mais do que eu desejava para os propósitos da gravação. Quando terminamos a sessão, tive a impressão de que o discurso gravado não serviria como material para o presente estudo, mas quando transcrevi a fita percebi que estava enganada e o discurso do sujeito 3 obtido nesta ocasião é o que está aqui analisado.

Sujeito 4

É um rapaz de pouco mais de 20 anos, que já era meu paciente há mais de dois anos, quando solicitei que contasse a história de sua fala e da gagueira de forma a poder gravá-la e posteriormente analisar o discurso.

Marcamos uma reunião independente do horário das sessões de terapia, realizada no dia 7/4/84, que durou 45 minutos, durante os quais S4 discorreu abundantemente sobre suas lembranças, permitindo que a minha interferência se restringisse a perguntas quase sempre curtas.

Sujeito 5

Trata-se de um amigo recente de pouco mais de 30 anos a quem escutei várias vezes dizer que se curou da gagueira sozinho.

Por esta sua afirmação fiquei curiosa em conhecer a história de sua fala e gagueira e convidei-o para participar como sujeito desta pesquisa.

No dia 6/9/84, realizamos uma gravação de uma hora de duração, na qual S5 foi contando sua história, direcionada por perguntas curtas de minha parte e que constituiu o discurso aqui analisado.

Sujeito 6

No segundo semestre do ano de 1982, quando eu estava trabalhando como professora no curso de fonoaudiologia da PUC e estava justamente dando aulas sobre gagueira, entrei em contato com a fonoaudióloga Yara R. A. Silveira Melo, colega de estudo e pesquisa, que me falou a respeito do sujeito 6, uma senhora em torno dos 40 anos, sua paciente, e do seu desejo de falar diante de uma platéia numerosa sobre a história do desenvolvimento e superação da sua gagueira, com o intuito de testar esta superação. Surgiu, então, a oportunidade não só de apresentá-la aos alunos do 3º ano do curso, que eram em torno de 100, mas também de fazer uma gravação em videocassete do acontecimento.

O sujeito 6 apresentou nesta ocasião uma verdadeira palestra, falando durante uma hora sobre o tema proposto, permeado por perguntas dos alunos presentes.

A riqueza do seu discurso fez com que dois anos depois eu o transcrevesse e analisasse para o presente estudo.

Sujeito 7

Era um rapaz de quase 20 anos quando o conheci em 1983, também por intermédio da fonoaudióloga Yara Silveira Melo, de quem era paciente, ao ser convidada para participar de alguns encontros em que ele estava presente e onde fiquei sabendo a respeito do seu material escrito. Naquela ocasião ele prometeu emprestar-me este material, caso eu o solicitasse, com a finalidade de utilizá-lo nesta pesquisa. Um ano mais tarde eu o solicitei e tentei complementá-lo com uma gravação do seu discurso para conseguir homogeneidade de procedimento com os demais discursos aqui analisados, obtidos sempre por gravação, mas S7 recusou-se terminantemente a permitir que tal acontecesse.

Como o discurso escrito se mostrou muito rico e com conteúdos diferentes dos apresentados pelos demais sujeitos, decidimos incluí-lo neste trabalho e o apresentamos aqui analisado.

Procedimento de análise do discurso

Este procedimento visa captar o sistema de categorias que subjaz ao discurso dos sujeitos, de forma a revelar, pelas associações dos conteúdos que as representam, o movimento do seu pensamento a respeito da fala e da gagueira, em suas múltiplas determinações.

Baseando-se no discurso transcrito, o processo de análise se divide em três níveis:

1º nível

a) Decomposição do discurso, acompanhando a seqüência em que ele se apresenta, por unidades de significação, marcando, por meio de setas numeradas, as relações que o sujeito estabeleceu entre estas unidades.

Tomemos uma seqüência do discurso do Sujeito 1, na página 3, para explicar o processo. O discurso é apresentado na íntegra no Anexo I.

b) Observação do discurso assim decomposto, para detectar as semelhanças entre as unidades de significação, de forma que se possa agrupá-las com base nas repetições. Assim, por exemplo, temos unidades cujo conteúdo se refere à fala, outras ao pai e outras à causa. O agrupamento deve ser feito sem perder as relações entre as unidades, como se pode observar pela numeração das setas. Por meio dele se mostram os núcleos de pensamento que caracterizam o discurso, bem como sua rede de relações. (Esquema Gráfico I)

Os elos entre as unidades de significação e, posteriormente, entre os núcleos de pensamento, como vemos, podem ter sido produzidos pelo sujeito, ou pelo entrevistador. Duas, ou mais unidades, ou núcleos de pensamento podem estar associadas entre si.

Antes que o Esquema Gráfico I, a seguir apresentado, pudesse ser alcançado, foram necessários vários rascunhos, porque é impossível, na primeira organização das unidades de significação, arranjá-las de forma a não cruzar as setas, ou cruzá-las o mínimo possível.

c) Pela reorganização do discurso obtemos um esquema, em que os núcleos de pensamento, compostos pelas unidades de significado, se mostram mais claramente. Desta forma, como podemos perceber no fragmento de discurso que compõe o Esquema Gráfico I, começa a se esboçar um núcleo de pensamento em torno de falar, outro em torno de pai e outro em torno de causa, este provocado pelo entrevistador.

À medida que o discurso todo vai sendo submetido a este tipo de análise, os núcleos de pensamento começam a se articular em categorias. Um termo geral que represente, adequadamente, um ou vários núcleos de pensamento que compõe um mesmo tema se constitui em uma categoria de pensamento. Assim, na análise completa do discurso do Sujeito 1, dos núcleos de pensamento que se esboçam no Esquema Gráfico I, emergiram as categorias *nível motor, outros* e *causa*.

O esquema obtido passa, agora, por um novo reagrupamento, no qual constam as categorias com seus núcleos de pensamento correspondentes, organizados de forma a conter as representações, ou unidades de significado que as compõem, bem como as relações entre elas. (Esquema Gráfico II)

As articulações entre os núcleos de pensamento e suas unidades de significação passam a representar, assim, relações entre as categorias que compõem.

Relações que aparecem entre os núcleos de pensamento e suas unidades de significação no primeiro quadro, que se constitui a partir da decomposição do discurso, podem ser desnecessárias no segundo, constituído das categorias emergidas, por comporem um mesmo núcleo de pensamento. Consideramos, porém, que este fato pode ser apenas contingência da especificidade desta análise.

Esquema Gráfico I

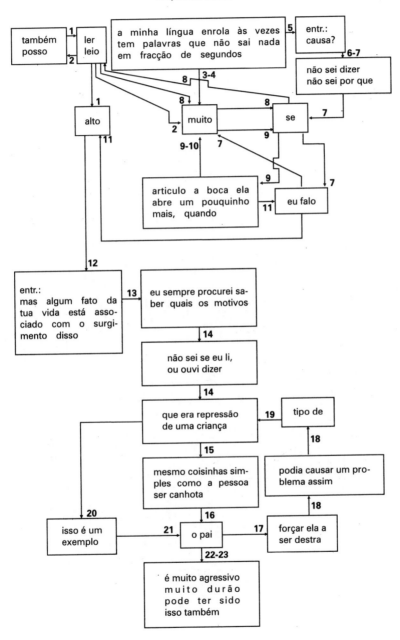

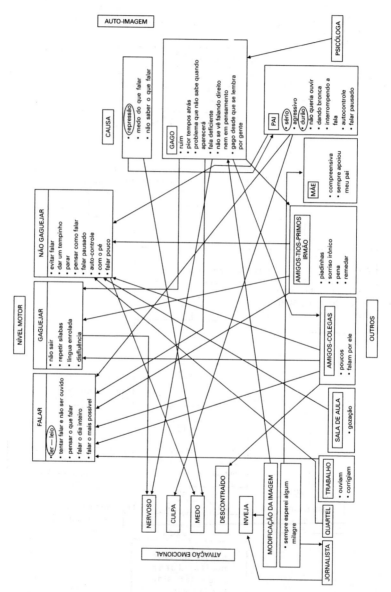

Esquema Gráfico II

E ler também ╱—1→╲eu posso ler alto, né ╱—2→╲leio muito ╱—3→ —3→╲a minha língua enrola, às vezes, ╱—4→╲tem algumas palavras que não sai nada em fração de segundo ╱—5→╲entr.: tem alguma causa isso? ╱—6→╲não sei dizer, ╱—7→╲não sei se porque eu falo muito ╱—8→╲se eu leio muito ╱—9→╲se eu articulo muito a boca ╱ —10→╲ela abre um pouquinho mais ╱—11→╲quando eu falo mais alto —12→╲entr.: mas algum fato da tua vida está associado com o surgi-╱ mento disso, ╱—13→╲eu sempre procurei saber quais os motivos ╱ —14→╲não sei se eu li, ou se eu ouvi dizer que era repressão de uma criança, né ╱—15→╲mesmo coisinhas simples como a pessoa ser canhota ╱—16→╲e o pai, ╱—17→╲forçar ela a ser destra, né ╱—18→╲podia causar um tipo de problema assim, ╱—19→╲é um tipo de repressão, né, eu acho ╱—20→╲entr.: ╱—21→╲isto é um exemplo, né ╱—22→╲agora meu pai, ╱—23→╲é muito agressivo, muito durão, ╱—24→╲pode ter sido isso também ╱

O Esquema Gráfico II, a seguir apresentado, foi obtido pela análise total do discurso do Sujeito 1, estando nele assinalados os núcleos de pensamento e as unidades de significado que se esboçaram no Esquema Gráfico I.

As representações compostas por unidades de significação são o dado empírico, que pelas semelhanças do seu conteúdo mostram os núcleos de pensamento, visto que, deste conjunto emergem as categorias. As representações, por serem reflexo dos conteúdos do pensamento, por suas associações refletem o movimento do mesmo. O conteúdo e o movimento do pensamento, à luz dos núcleos de pensamento e das categorias a que pertencem, mostram o processo de criação do significado da realidade pesquisada, ou o processo de formação da consciência e, portanto, também conduzem à ideologia que lhes é subjacente.

2º nível

Recomposição do discurso analisado, com base na descrição das categorias emergidas e suas associações, mostrando o processo de formação da consciência e a ideologia que lhe é subjacente.

Embora os esquemas gráficos, obtidos da forma que acabamos de explicitar, sejam de importância fundamental para as análises dos discursos e para as conclusões apresentadas, estes são aqui mostrados a partir do 2º nível porque as dimensões deste material são incompatíveis com as proporções de um livro.

Para os efeitos desta análise retomamos o discurso de cada sujeito e ilustramos com suas declarações originais as representações e as associações que caracterizam o tipo de formação de consciência e de ideologia, que se mostrou associada à manifestação da gagueira.

As declarações em que se associaram duas ou mais categorias tornando-se, portanto, representativas de todas, foram apresentadas na descrição da categoria que nos pareceu mais expressivamente representada e referida nas demais.

3º nível

As categorias e seu movimento associativo, por serem decorrentes de uma generalização do discurso, possibilitam a apreensão do mesmo em sua totalidade, revelando a lógica do pensamento do sujeito com relação à criação, existência e manifestação da realidade pesquisada.

Este nível se refere à apresentação das conclusões que se mostram com a análise do todo, retomando o referencial teórico e os objetivos da pesquisa.

Análise dos discursos

Sujeito 1

As categorias que emergem do seu discurso são:
- *auto-imagem;*
- *outros;*
- *nível motor;*
- *ativação emocional;*
- *causa;*
- *modificação da imagem.*

A categoria *auto-imagem* contém representações que se referem à sua imagem de falante como: ruim; tendo sido pior há pouco tempo; tendo um problema que não sabe quando aparecerá; fala deficiente; não se vendo falar direito nem em pensamento; relativos, sempre, ao ser gago.

É representada associada à categoria *outros* (psicóloga): "Vou contar uma exceção, uma vez fui fazer uma entrevista com uma psicóloga para uma empresa, né e eu me espantei, porque não tive problema nenhum com ela. Inclusive (...) menti (...) e falei que tinha tido um problema e que já tinha superado (...), era mentira, né." (1)

Associada à categoria *outros* (amigos e familiares): "É, desde que eu me lembro por gente eu sou gago, não porque eu me lembre, mas sim pelo que os outros falavam, né." (4)

Associada à categoria *ativação emocional* (nervoso): "E... problema, sei lá, às vezes não sei dizer quando ele aparece, né, porque agora eu devia estar bem nervoso, né, quer dizer eu estou nervoso, né, eu acho que estou nervoso e não estou tão ruim, né, eu acho que não estou." (1)

Associada à categoria *nível motor* (gaguejar e não gaguejar): "Eu era bem pior que agora há pouco tempo atrás"; "(...) Eu, quando era pequeno... minha disfluência era bem mais acentuada. Agora eu tô, não sei, pausando mais." (2)

Associada à categoria *nível motor* (gaguejar): "Sabe que mesmo assim eu não articulando, eu só pensando, eu não me vejo falando direito. Assim, por exemplo, o número oitenta e seis, né, muitas vezes eu falo oito meia, né, que é muito mais fácil, né, eu fico me imaginando falando, né, oitenta e seis e não vejo sair direitinho como algumas palavras." (12)

A *categoria outros* é representada por: pai, mãe, irmãos, colegas, amigos, tios, primos, psicóloga, sala de aula, trabalho, quartel e jornalista.

Pai é representado associado à categoria *nível motor* (falar) *por*: "(...), meu pai é muito sério (...), por exemplo num diálogo com ele, quando ele me dava uma bronca, por exemplo, né, que eu me lembro assim, é..., eu procurava dar uma explicação e ele não queria ouvir, quer dizer, ele não queria uma justificativa, ele queria dar bronca, né, tipo assim." (8)

Associado às categorias *nível motor* (não gaguejar) e à *ativação emocional* (culpa): "Meu pai me dava muita bronca, né, falava assim fala devagar, tal, fala pausado. É, ele tentava, né, de alguma forma fazer com que eu acabasse com isso, né, como se eu tivesse culpa nisso, entende. Então eu me sentia culpado, né, mas de uma coisa que eu acho que não tive culpa." (4)

Mãe é representada por: "Ela era mais mãe mesmo, mais compreensiva." (5)

Associada ao pai: *entr*.: "E, tua mãe não falava nada?" – S1: "Minha mãe, ela sempre apoiou meu pai." (5)

Amigos, tios, primos são representados associados à categoria *nível motor* (falar, gaguejar e não gaguejar): "Ah, sempre houve piadinhas né, sempre desde pequenininho. Você tenta falar alguma coisa e não sai, pessoa, né, dá um sorrizinho irônico, né, outros com pena até, aí é pior." (4); *entr*.: "Mas esses outros são quem, amigos?" – S1: "Amigos meus, do meu irmão (...) Tios, né, primos." (4); "(...) eles riam, né." (6); "Isso, então eu passei a falar pouco. Assim, tipo de piadinhas, assim, eles repetiam o que eu falava, né, tentar me remedar de alguma forma." (6)

Amigos ou colegas são representados associados à categoria *nível motor* (gaguejar): "Por exemplo, num papo com amigos assim, tem horas que eu gaguejo muito sabe, pelo menos com um colega, né, mais de um é difícil, eu às vezes gaguejo." (7)

Associado às categorias *nível motor* (falar) e *ativação emocional* (descontraído): *entr*.: "Então com colegas você estaria pensando nisso (falar pausado)?" – S1: "Não, aquela hora eu estou falando do assunto, né, eu

estou bem conscientizado disso, né. Com colegas eu estou mais descontraído, né, não pensando em como falar e sim o que falar, né e tem um assunto qualquer:" (7)
Associado a *nível motor* (não gaguejar): "Eu tenho poucos amigos." (10); "eu julgo que é uma conseqüência, né, eu falo pouco, as pessoas já..." (10)
Associado à categoria *nível motor* (falar e gaguejar): "(...) por que é uma constante, né (...), o dia inteiro eu falo, né, então sempre surge aquelas..., aquele problema. A gente dando conselhos, ou pareceres, né, assim brincando, né, com os amigos, tal, aí, você esquece, aí, você gagueja." (10)
Amigos, sala de aula e quartel associados à categoria *nível motor* (não gaguejar): "(...) numa roda de amigos você fala pouco, né, então, você aos poucos, vai se afastando, né, e o grupo se desinteressa, sei lá. Eu tenho assim, desde pequeno, desde que eu lembro, né, só um amigo, sabe. Em sala de aula, assim, me projeto só numa pessoa, quer dizer, não me projeto, né, fico amigo dela tal, né. Mesmo no quartel, que eu estive há pouco tempo, tinha um amigo, nada mais, mais chegado né." (11); *entr*.: "E você pede para o teu amigo falar por você" – S1: "Falar por mim? Ah, pera aí. Assim, por exemplo..., eu peço sim. Por exemplo, num bar, pra pedir alguma coisa, eu peço pra ele pedir, ou espero que ele peça." (11)

A representação em que S1 se refere à *psicóloga* está associada, como já vimos, à categoria *auto-imagem*.

A representação de *trabalho* está associada à categoria *nível motor* (falar) será apresentada nesta.

A representação de *jornalista* está na categoria *modificação da imagem*.

A categoria *nível motor* é representada por falar, gaguejar e não gaguejar.

Falar é representado por: tentar falar e não ser ouvido, na categoria *outros* (pai); pensar o que falar e falar o dia inteiro, na categoria *outros* (amigos).

É representada, também, associada à *auto-imagem* por: *entr*.: "Como é que você pensa da tua fala? Que idéia você tem dela?"; – S1: "Que é muito deficiente." (9)

Associado à categoria *outros* (trabalho): "(...) Por exemplo, agora, eu trabalho numa... eu faço estágio, né, então eu tenho muitos trabalhos lá que eu tenho que corrigir e falando, né, então, eu procuro sempre falar, né, eu né, sempre, eu procuro falar pra outra pessoa ouvir e corrigir, né, alguns trabalhos de datilografia. Eu acho que é bom, né, falar o mais possível." (2)

Gaguejar é representado por: "Tem algumas palavras, assim, que eu, não sai nada, assim, em fração de segundos, né, num sai nada." (3); "É (...) não sair ou repetir sílabas." (8)

Associado a falar (ler): "E tem vezes, também, que, assim, quando eu estou lendo, eu leio muito, né, a minha língua enrola, às vezes." (3)

Associado à categoria *ativação emocional* (nervoso): "(...) Às vezes quando eu tô..., não sei se quando eu estou nervoso, eu, né, algumas palavras não saem, às vezes." (1)

Não gaguejar é representado associado a gaguejar por: "Não, por exemplo, alguns números, né, oitenta e sete, por exemplo, às vezes não sai, tem que dar um tempinho, parar, pensar e falar bem pausado, né, senão não sai." (1); *entr.*: "Então, não sai temporariamente?" – S_1: "Isso, depois eu dou um tempo, às vezes com o pé até, sai (...) sabe como é que é, não é." (1)

Associado a gaguejar e à categoria *auto-imagem*: "Eu evito falar muito, pra não cair na gagueira, né, no meu problema." (2)

Associado à categoria *outros* (pai): "É, ele falava isso, fala, é autocontrole..."; "Pausado, ele falava muito pausado"; *entr.*: "E ela fazia isso no meio de você estar falando, ele te interrompia?" – S_1: "É, é ele interrompia e resolvia dar uma mãozinha." (5); *entr.*: "E você intencionalmente faz alguma coisa para falar melhor?"; – S_1,: Falo pouco." (6); "E procuro, sei lá, seguir o conselho do meu pai, pousar assim o que eu falo. Não é fácil, eu me esqueço sempre." (7)

Associado à categoria *outros* (sala de aula): *entr.*: "Quer dizer que pensar como falar faz com que você fale mais fluente?" – S_1: "É, mas nem sempre, porque em sala de aula eu não falo, né. É meio, eu sei lá, é meio paradoxo isso, né?" (7)

Associado às categorias *outros* (sala de aula) e *ativação emocional* (medo): "(...) Eu me expresso pouco em sala de aula"; "(...) Eu falo o menos possível, eu não faço perguntas, porque eu tenho medo de ser gozado né, ou alguma coisa parecida e eu falo pouco em aula. Se eu sou perguntado né, procuro responder com poucas palavras né, pra sair rápido e acabar logo, né, pra evitar." (2)

A categoria *ativação emocional* é representada sempre associada a outras categorias, a saber:

Nervoso é representado associado à categoria *auto-imagem*, à categoria *nível motor* (gaguejar) e à categoria *causa*.

Culpa é representada associada às categorias *outros* (pai) e *nível motor* (não gaguejar).
Inveja é representada associada às categorias *nível motor* (falar) e *modificação da imagem*.
Medo é representado associado às categorias *nível motor* (falar e não gaguejar), *outros* (sala de aula) e à categoria *causa*.
Descontraído é representado associado às categorias *outros* (colegas) e *nível motor* (falar e não gaguejar).
A categoria *modificação da imagem* é representada associada às categorias *outros* (mãe e irmão) e *auto-imagem* por: *entr.*: "E isso é uma coisa que é desde que você se lembra, ou que vem à medida que você vai crescendo, tem uma profissão?" – S₁: "Não, desde pequeno. Sempre esperei algum milagre, né. Sempre pensei que... Eu quando pequeno pensava assim, né, a minha mãe dizia: 'Ah o teu irmão também era assim', né e eu via que não era mais, então eu ficava esperando que também acontecesse, mas não aconteceu." (11)
É representada também associada às categorias *outros* (jornalista) e *ativação emocional* (inveja): *entr.*: "Quer dizer que você pensa em você como falante e a idéia que se associa a isso...?" – S₁: "Seria, por exemplo, de um jornalista falando. Tem palavras que eu invejo o cara falar, por exemplo." (9)
A categoria *causa* é representada associada à categoria *outros* (pai): "Não, eu ouvi dizer... eu sei lá, eu sempre procurei saber quais são os motivos, né, tal. Então, desde..., eu procurei..., não sei se eu li, ou se eu ouvi dizer que era repressão de uma criança, né. Mesmo coisinhas simples como a pessoa ser canhota, né e o pai forçar ela a ser destra, né, podia causar um tipo de problema assim. É um tipo de repressão, né eu acho" (3); "Isso é um exemplo, né. Agora meu pai é muito (...) agressivo, é muito durão, né, durão, pode ter sido também, não sei." (3)
Associada à categoria *ativação emocional* (medo, receio e nervosismo) e *nível motor* (falar): "Acho que é medo, né, não sei. Deve ser algum tipo de medo. Outras vezes eu pensava, né, que o motivo era que eu tinha, ou medo, ou um tipo de receio do que falar"; "Do que falar, as palavras que me sairiam. Que no caso de uma música, né, a gente tem ritmo e sabe o que vai dizer, né, mesmo sem querer. Agora, falando assim, você tem que criar sempre, né. E eu pensei que fosse isso também. Acho que não é, sei lá. Outras vezes..., antes..., isso aí são fases, né, eu fiquei pensando que..., eu quando pequeno pensava só em nervosismo, né, depois passei a pensar que eu não sabia o que falar (...): "(8)

Pela análise deste discurso temos um aumento da compreensão do movimento do pensamento de S_1 sobre sua fala e, portanto, sobre o tipo de consciência que ele formou a respeito dela.

Das relações que se estabeleceram entre as categorias e suas representações, podemos observar o desenvolvimento de uma imagem de si como mau falante, com base nas relações interpessoais vividas e encontrar os elementos do paradoxo interacional, descrito no capítulo revisão da literatura.

S_1 deixa claro que os *outros*, desde sempre, o colocaram diante do fato de que fala mal. Suas representações mostram a figura do pai como alguém que se empenhava em fazê-lo falar de forma diferente da que falava, pela fórmula do falar pausado e se autocontrolar, da mãe, que confirmava dizendo que ia passar, e dos parentes e amigos, que pela forma de reagirem à sua fala, faziam com que se visse como mau falante ou gago.

Vendo-se reconhecido pelo meio como mau falante, isto passou a constituir-se numa verdade. Ele, entretanto, evidentemente, não podia por isso deixar de falar nem reagir adequadamente, apresentando a forma de fala esperada. Configurou-se, assim, um duplo vínculo com relação à sua fala, associado ao desejo de falar bem para atender à exigência do meio.

Neste contexto, como prevê a teoria da dupla vinculação, emergiu a culpa por sua forma de falar, representada por S_1, associada ao comportamento de não-aceitação de sua fala por parte do pai. Em tais circunstâncias, o desenvolvimento da sua fala ocorreu associado a um tensionamento, ao qual ele se refere indiretamente, na representação que associa às categorias *nível motor* (falar-gaguejar), *outros* (amigos) e *ativação emocional* (descontraído), ao contar que com amigos, às vezes gagueja muito e que com eles está mais descontraído, não pensando em como falar e sim o que falar.

Pensar em como falar, pelo que vimos na análise do discurso, é um comportamento que representa o não gaguejar; este, por sua vez, pelo que está implícito na representação mencionada, envolve tensão. Isto, em outras palavras, significa que S_1 ou se vê falando e empregando tensão para não gaguejar, ou se vê gaguejando.

Gaguejar e não gaguejar são vistos, portanto, como dois comportamentos independentes entre si, associados apenas na medida em que o gaguejar é algo não desejado e, para tanto, existe uma opção, um repertório de comportamentos que visam obter uma fala sem gaguejar.

S₁ não vê que procurar falar sem gaguejar é um comportamento contraditório. Ele implica em acreditar que vai gaguejar, confirma a imagem de mau falante, de forma que um comportamento não está apenas ao lado do outro, como opção, mas dispara o outro. Assim, a idéia de falar que antecipa o gaguejar, decorrente de uma imagem de si como mau falante, dispara os comportamentos para não gaguejar que, com sua existência apenas confirmam esta imagem. Entretanto, como isso está oculto da consciência estes comportamentos se tornam uma necessidade para atender o desejo de falar bem e perpetuam forma de falar, tensa.

Temos, assim, que uma fala que se desenvolve sob tensão e que recebe o rótulo de gagueira se soma a outra tensão que decorre do desejo de não gaguejar, que, da mesma forma, compõe a gagueira.

Todo este comportamento de fala com tensão acaba se manifestando incompatível com o sinergismo normal da fala e se mostrando dependente das circunstâncias. Um exemplo disso está na representação do *nível motor* (não gaguejar), associado à categoria *outros* (sala de aula), em que, como refere S₁, o pensar em como falar que funciona em determinadas situações, neste se torna ineficiente, sendo o melhor, para não gaguejar, deixar de falar.

Se, por um lado, o repertório de comportamentos para não gaguejar é uma confirmação do ser gago, uma reação à antecipação da gagueira, de outro, revela o caráter de fetiche a que já nos referimos na revisão da literatura e, portanto, a integridade do sistema fonoarticulatório de S₁.

O comportamento de trocar palavras, por exemplo, que S₁, tão claramente mostra com relação ao número oitenta e seis, primeiro contém a antecipação da sua dificuldade para pronunciar dois "ts" juntos, depois a substituição por oito meia. Isto, em outras palavras, quer dizer que ele é incapaz de produzir a primeira seqüência de movimentos, mas é capaz de produzir a segunda.

Este fato, embora real, se mostra sem sentido. Em nível de capacidade articulatória, é evidente, que quem pode produzir oito meia, também pode produzir oitenta e seis. Além disso, ao falar sobre isso durante a entrevista, S₁ produziu as duas emissões de forma igualmente fluente, e mais exemplos semelhantes podem ser encontrados em sua fala, na entrevista, ou fora dela. O mesmo pode ser dito com relação aos comportamentos de usar o pé para conseguir falar, uma vez que este nada tem a ver com os movimentos articulatórios em si, mas, mesmo assim, os dispara; ou parar e dar um tempinho para depois conseguir articular, pois, nesse tempo, nada se modificou no aparelho articulatório.

O que podemos concluir de tais comportamentos é que eles se mostram como rituais disparadores da articulação, ou truques, como mais comumente os temos chamado, que se associam à antecipação de falhas no falar e revelam ser duplamente contraditórios. Primeiro, porque, como vimos, com sua existência, confirmam o seu contrário, ou seja, o gaguejar, o ser mau falante, de onde emergem como algo necessário. Segundo, porque deixam entrever a integridade do sistema fonoarticulatório e com isso a não-necessidade de sua existência.

Diante disso, cabe considerar que a consciência de que se irá gaguejar, ou seja, de que a fala não irá sair, se irá repetir num som etc., se mostra menos como uma dificuldade articulatória e mais como produto da cristalização de uma consciência de si como mau falante, que se constitui como verdade com base em um processo de relações de comunicação e se confirma na existência de tais comportamentos, que magicamente disparam a articulação.

Reforçando a idéia da gagueira como produto da cristalização de uma consciência de si como mau falante, temos, ainda, analisando a representação do não gaguejar, que um dos comportamentos que o compõe lhe foi ensinado pelo pai: o falar pausado e o conseqüente autocontrole que S1 refere procurar seguir para falar melhor. O pedido de falar pausado está mediando a não-aceitação da sua forma de fala, ou seja, o fato de que fala mal. Utilizando-o, incorpora esta não-aceitação. Além disso, falar pausado implica prestar atenção na articulação, no como falar o quê, como vimos na revisão da literatura, dificulta o ato de fala do ponto de vista da comunicação de idéias, principalmente, se o indivíduo não tem conhecimentos sobre os movimentos articulatórios, porque, desta forma, a atenção se volta sobre algo de fato desconhecido. E, mais ainda, como o falar pausado é mediador da não-aceitação da fala, a atenção sobre a articulação que impõe, é uma atenção sobre a dificuldade, ou uma atenção que antecipa a dificuldade, na medida em que com este comportamento ele está procurando evitar que ela se manifeste. Temos assim, que procurar falar pausado contém não só elementos para produzir uma fala tensa, complementando as considerações feitas anteriormente a este respeito, mas também, para favorecer o encadeamento de truques disparadores de fluência. Não é à toa que S1 diz que procura seguir o conselho do pai, mas não é fácil, esquece sempre.

Na medida em que falar pausado se torna um hábito necessário, por ser considerado uma fórmula para falar melhor, sem se aperceber o indivíduo automatiza uma maneira inadequada de falar, que oscila em sua eficiência de acordo com as relações que ele estabelece com o meio, como vemos nas representações em que se refere a falar pouco em sala de aula, ter poucos amigos, não saber quando aparece o problema, ter conseguido enganar a psicóloga etc.

A automatização de uma forma de fala inadequada pelo caminho que mostramos agora, é, obviamente, particular do sujeito S1. O que ela contém de geral é o duvidar da capacidade articulatória, concomitante à necessidade de falar bem, que emerge e se constitui como verdade por meio de um tipo de relações de comunicação, em que é ignorado o desenvolvimento da capacidade articulatória do ponto de vista funcional concreto e criada uma lacuna que torna viável esta ideologia.

Na situação de trabalho, embora se mostre um tipo de reação à fala contrária às demais representadas, temos mais um exemplo da estreita dependência entre a relação do indivíduo com o meio na produção da fala. Assim, se S1 refere que procura sempre falar e que é bom falar o mais possível e se os *outros* são vistos apenas ouvindo e corrigindo, a sua *auto-imagem* também contém diferenças, porque esse falar é, na verdade, ler trabalhos de datilografia, de forma que a responsabilidade pelo discurso desaparece, assim como o trabalho de criação do mesmo. Ele não é o autor do discurso e é nesta circunstância que falar bastante se torna bom.

Sem dúvida, esta situação deve representar um importante ponto de sustentação para a fala de S1, embora não tenha o poder de levá-lo a duvidar da representação de si como mau falante, pois não passa de uma situação em meio a outras que confirmam sua dificuldade de fala. Na verdade, esta situação, provavelmente, também a está confirmando, uma vez que, pela lógica da gagueira, é de se esperar que ele a encare como um momento em que a dificuldade aparece menos e não como um momento em que emerge a capacidade.

É interessante notar, ainda, nas representações da categoria *causa*, o movimento da consciência de S1 no sentido de, atualmente, considerar a repressão como origem da gagueira. Esta idéia favorece a desmistificação da imagem de si como mau falante e, portanto, a superação da manifestação de uma fala com gagueira.

Sujeito 2

As categorias que emergem do seu discurso são:
— *auto-imagem*;

- *outros*;
- *nível motor*;
- *ativação emocional*.

A categoria *auto-imagem* é representada por tímido e gago.

Gago é representado por: "Isso aí eu tenho desde criança, assim, só que com o tempo foi, sabe, diminuindo."

Tímido é representado associado às categorias *outros* (conhecidos e desconhecidos), *nível motor* (falar) e *ativação emocional* (intimidado, soltar-se) ao mesmo tempo quando S₂ diz: "(...) eu sou um pouco tímido, assim, sabe, assim, quando eu estou conversando com alguém que eu já conheço, eu até que falo, assim, normal, tá, tem hora que eu paro, assim, tranqüilamente, só que na hora que..., no meio de pessoas estranhas, assim, fico meio, assim, intimidado, não tô muito enturmado, assim, com o pessoal. (...). Não muito enturmado, assim, então eu fico, assim, até conseguir me soltar, né... Aí, depois, tudo bem."

A categoria *outros* é representada por pessoas conhecidas, amigáveis, que aceitam, não ligam muito; com quem se dá bem; que às vezes falam por ele para ajudá-lo, apoiá-lo; pessoas desconhecidas, com quem não está muito enturmado, que conhece de vista, antipáticas, que tiram sarro na brincadeira, que o evitam um pouco; sala de aula; família, lhe dando apoio, todo mundo dizendo, constantemente, para pensar e tentar falar mais lentamente,

Pessoas – conhecidas e desconhecidas são representadas associadas à categoria *ativação emocional* – (soltar-se, chateado): "(...) depende muito do dia, sabe, de quem que eu estou, assim, tem pessoas que eu logo, assim, me solto, pessoas que... que não dá mesmo"; "Ah, tem essa pessoa que te percebe, que é mais amigável, tem pessoa que é mais antipática, aí..."; "Ah, só, assim, quando, sabe, exageram na brincadeira, assim, eu fico meio chateado, mas passa logo."

Associadas à categoria *auto-imagem* (gago): "Aí, né, aí depende, tem gente que, assim, sabe, não liga muito. Tem gente que, sabe, de vez em quando, assim, tira sarro, assim, mesmo sabe, que isso não seja, assim, por mal, né. Sabe, na brincadeira"; "(...) tem gente que a gente percebe que é uma brincadeira (...), assim como se fosse um fora que deu. (...). Mas tem pessoal que, não e que, sabe, fica sempre, mas quase sempre. É assim. Eu não tenho muito (...) contato, né, mas só quem, assim, me dou bem né."

Pessoas desconhecidas são representadas associadas à categoria *ativação emocional* (inibido): "(...) pra, assim, conhecer pessoas, ou quando você quiser perguntar alguma coisa na rua, né, fico meio, assim, inibido."

Família é representada associada à categoria *nível motor* – (gagueira e falar): "Diz que tinha hora que eu ficava, sabe, gaguejando muito pra, assim, falar alguma coisa:"

Associada à categoria *nível motor* – (não gaguejar): "(...) sempre teve apoio, assim, né"; "(...) dar uma força, assim, né"; "É, assim, pra pensar e, assim, tentar falar mais lentamente, né." "Tentava mas tinha hora que eu esquecia."

Sala de aula é representada associada às categorias *ativação emocional* – (nervoso e tenso) e *nível motor* – (falar – gaguejar): "Na classe, conforme vai chegando minha vez de leitura, vou ficando nervoso. É uma constante. Fico meio tenso, nervoso, assim"; "Ah, assim, tem vezes que eu leio, né, tem hora que, assim, tô lendo aí, de repente pára, daí aquele negócio longo no meio, daí tem hora que nem sai, assim. Depende."

A categoria *nível motor* é representada por falar, gaguejar e não gaguejar.

Falar, como já vimos é representado na associação entre as categorias *auto-imagem* – (tímido), *outros* – (conhecidos e desconhecidos) e *ativação emocional* – (intimidado – soltar-se), apresentado na primeira como: falar normalmente quando conversando com alguém que já conhece.

Gaguejar é representado como não sair o que quer falar, perder a fala, ficar parado.

É representado, também associado à categoria *auto-imagem* – (gago): "Antes, quando eu era bem pequeno eu tinha muito, mas depois com o tempo foi diminuindo."

Associado à categoria *ativação emocional* (intimidado – nervoso): "É que eu, assim, gaguejo um pouco"; "Ah, acho que é quando eu fico meio tímido, assim, ou isso, fico meio, assim, nervoso, então, aí, eu, você começa a, assim, gaguejar."

Associado à categoria *outros* – (sala de aula), contando que ao ler em sala de aula sua fala às vezes pára, S2 diz: "(...) de vez em quando alguém fala, assim, né"; "E tem gente que está, assim, perto, né, que tenta assim ajudar, que fala, assim, começa, né."

Associado à categoria outros (desconhecidos) e ativação emocional (intimidado) reproduzindo o mesmo tipo de afirmação apresentada na categoria auto-imagem. Eu pergunto a S2 o que aumenta sua gagueira: "(...)

ficar num ambiente estranho, ou então, assim, não conhecer ninguém, aí fico intimidado, ou então ficar nervoso, né."

Não gaguejar é representado por: pensar antes de falar, falar mais devagar, forçar e: "(...), tem hora que eu tento, assim, achar outra frase pra, assim, dizer a mesma coisa."

Associado a gaguejar e à categoria *outros* (família): "Ah, sempre que eu gaguejava muito, eles diziam: 'Pensa primeiro, vê o que você vai falar, depois fala, fala mais devagar'"; *entr.*: "E você tentava isso?"; S2: "Tentava, mas tinha horas que eu esquecia"; *entr.*: "E ajudava?"; S2: "Um pouco ajudava sim."

Associado a gaguejar e à categoria *ativação emocional* (nervoso): "E você faz alguma coisa para que elas (as palavras) saiam?"; S2: "É que daí eu forço, vou ficando mais nervoso, eu forço, vou ficando mais nervoso"; "É, sabe, eu forço pra falar, daí, sai cada vez pior."

A categoria *ativação emocional* é representada por:

Nervoso, associado à categoria *nível motor* (gaguejar): "Então, se eu ficar nervoso mesmo eu até perco a fala, assim."

Associado à categoria *nível motor* (não gaguejar), apresentado na última.

Tenso e nervoso associado às categorias *nível motor* − (falar − gaguejar) e *outros* (sala de aula) apresentado na última.

Intimidado e nervoso associado à categoria *nível motor* (gaguejar) apresentado na última.

Intimidado associado às categorias *outros* (desconhecidos) e *nível motor* (gaguejar) apresentado na última.

Intimidado e soltar-se associados às categorias *outros* (conhecidos − desconhecidos), *nível motor* (falar) e *auto-imagem* (tímido) apresentado na última.

Chateado e soltar-se associados à categoria *outros* (conhecidos e desconhecidos) apresentado na última.

Inibido associado à categoria *outros* (desconhecidos) apresentado na última.

A conversa com S2 foi difícil. Como ele mesmo se representou, não se soltava, dava respostas telegráficas, sempre que possível usava sim, não e não sei. Isso, entretanto, não impediu que por seu discurso se mostrasse a íntima relação entre as categorias *auto-imagem*, *nível motor*, *ativação emocional* e *outros*.

Da mesma maneira que para o Sujeito$_1$, a *auto-imagem* de S$_2$ é associada à categoria *outros* (familiares) que diziam que ele gaguejava muito e ele se vê como gago desde sempre.

Os elementos da interação paradoxal, igualmente, estão presentes pelas fórmulas para não gaguejar que os familiares lhe sugeriram, que, aliás, são exatamente as mesmas que as de S$_1$, uma vez que seu conteúdo, como vimos, implica de um lado não-aceitação da sua forma de fala e de outro não ajudam a encontrar uma resposta adequada. Estas fórmulas, ainda, na medida em que são incorporadas, conduzem à automatização de uma forma de fala inadequada.

Vemos assim reproduzir-se em S$_2$ a mesma lógica de ver-se como mau falante, duvidar da capacidade articulatória e esforçar-se para falar bem por intermédio dos comportamentos para não gaguejar.

No seu discurso S$_2$ ressalta as nuances desse movimento, mostrando a variação que ocorre na relação entre sua *auto-imagem* (gago – tímido) a *ativação emocional* (intimidado, inibido, soltar-se) e os *outros* (desconhecidos e conhecidos) na determinação de uma fala normal ou com gagueira, apontando para as quatro categorias que emergem do seu discurso como básicas para a compreensão do problema.

Na representação em que S$_2$ associa *nível motor* – (gaguejar e não gaguejar) e *ativação emocional* (nervoso) fica claramente exemplificado como de interações paradoxais se geram comportamentos, igualmente, paradoxais. S$_2$ diz que para que as palavras saiam, o que implica crença de que não sairão, ou seja, no processo de antecipação de falhas na fala, força. Ao fazer isso, porém, fica nervoso e sua fala piora, ou seja, aumenta a gagueira que está tentando evitar. Vemos com isto que a gagueira se gera e se manifesta dentro de um paradoxo. Desejar falar bem e fazer algo nesse intuito, não acreditando na capacidade de fazê-lo, gera tensão e conduz a ações que são incompatíveis com esse objetivo.

Para S$_2$ encontramos representados os mesmos comportamentos para não gaguejar que para S$_1$: pensar antes de falar e falar devagar, que como já vimos são os condutores da desorganização da atividade de fala, porque fazem com que a atenção do indivíduo se volte para a dificuldade, antecipando-a e gerando tensão. Os outros comportamentos para não gaguejar que respondem à antecipação e visam disparar a fluência, também são os mesmos. S$_2$ referiu-se ao truque de trocar a frase na qual cabe a mesma consideração que em S$_1$: se determinada frase não pôde ser articulada, como foi possível articular outra em seu lugar? Desta forma, o sistema fonoarticulatório de S$_2$ se mostra tão íntegro quanto o de S$_1$ e estes comportamentos são mais um exemplo dos paradoxos que constituem a gagueira.

Sujeito 3

As categorias que emergem do seu discurso são:
- *auto-imagem;*
- *outros;*
- *nível motor;*
- *ativação emocional;*
- *causa.*

A categoria *auto-imagem* é representada por gaga, controlada e querer ficar sempre em primeiro lugar.

Gaga é representado ao referir que quando criança era muito pior.

Controlada é representado por: "Veja, depois, digamos, eu fazia controle sobre mim mesma, eu penso que eliminei muita coisa"; "Eu acho que sou muito controlada, super." "(...) agora sobrou realmente pouca coisa que não consigo superar"; "(...) eu penso que fiz, assim, um trabalho sozinha e filtrando, filtrando, filtrando, sobrou isso", e por querer sempre ficar em primeiro lugar.

Gaga e controlada são representados também associadas à categoria *outros* (pessoas em geral): "Agora, você pode ter muita certeza que muita gente que eu conheço, que falam comigo não todo dia, nunca perceberam"; "E muitas vezes, em várias situações, eu perdi muita coisa por deixar os outros pensarem que eu não sei."

Querer ficar em primeiro lugar é representado associado às categorias *outros* (pessoas em geral) e *nível motor* (gaguejar – não gaguejar): "(...) em tudo que eu fiz eu sempre quero ficar no primeiro lugar, sabe. Todo mundo que está em volta de mim fala – 'S3 é muito inteligente, S3 é muito capaz'; e em mim mesma digo: 'Que teriam falado se, digamos, eu teria mostrado que podia fazer, mas que não faço pela minha... por não falar.'"

A categoria *outros* é representada por professora primária, mãe e pessoas em geral.

Professora primária é representada associada à categoria *auto-imagem* (gaga) e *nível motor* (gaguejar), quando S3 conta que ela era a única que não fazia chamada oral como os outros alunos, porque a professora achava que sofria muito, ou lhe custava muito falar, solicitando-lhe no lugar, trabalhos escritos. S3 diz a propósito: "O que o adulto pensa é muito importante para a criança."

Mãe é representada associada à categoria *auto-imagem* (gaga): "Você sabe que minha mãe, também, ela não tem nenhuma fluência."
Pessoas em geral são representadas associadas à categoria *auto-imagem* (gaga): "Por que os olhos das pessoas que te olham, que te cobram a fluência, né."
Associadas às categorias *auto-imagem* (gaga) e *nível motor* (gaguejar): "Por exemplo, tem gente que me conhece e que quando eu, é..., vamos supor, se eu quero falar com ela, então ela abre os olhos assim para ver como vai sair. Aí que não sai."
Associadas às categorias *nível motor* (gaguejar e não gaguejar) e *ativação emocional* (sofrimento): "Por exemplo eu..., muitas vezes, por exemplo tem gente que estão falando e perguntam como se chama, digamos, tal coisa (...) e eu sei e não falo, por que sei que não vai sair, entendeu? Então o sofrimento é muito grande, né, ver que você pode ir muito mais pra frente, né."
A categoria *nível motor* é representada por gaguejar, não gaguejar e falar.
Gaguejar é representado por sons que são difíceis: "Tr-o-a-e-oi-f." "Agora, esses sons não consigo superar"; por não sair: "É, mas às vezes não sair, porrr, assim, não sai"; " 'onze, onze', às vezes não sai, 'três' "; "(...) 'com' não sai, tá vendo?"; e por repetir sons: "Por que eu, poucas vezes eu repito sons. O que é difícil é começar sabe, às vezes a palavra não sai, não sai."
Associado à categoria *outros* (pessoas em geral): "Esses sons são muito difíceis para mim (...) sabe a mente é muito rápida, (...), quando, vamos supor, estou lendo e já vejo o som, assim, já me atrapalha, na frente. Que seja, por exemplo, que eu estou falando com uma pessoa no telefone, eu tenho que ler para ela uma cifra."
Associado a não gaguejar e a *ativação emocional* (tensão): *entr*.: "(...) será que você não tem nenhuma fluência?"; S3: "Justamente eu acho que depende muito da tensão, também, né."
Não gaguejar é representado por: respiração, relaxamento, dar um espaço, não falar e despistar: "Acho que com respiração, relaxamento, mas, assim, sem fazer coisa especial, eu comigo mesma"; "Respirar fundo e por exemplo, às vezes, assim,..., como dizer... dar um espaço e aí começar, sabe"; "Mas olha você pode ter certeza que se você percebeu que eu apresento só pequenas falhas é porque nunca falei contigo tudo o que quero falar."

Associado a gaguejar e às categorias *outros* (pessoas em geral) e *auto-imagem* (controlada): "Por exemplo, às vezes eu, como não sai a palavra, (...), eu despisto a pessoa, como se não soubesse o que ia falar. Entendeu?"; "Despistar, despistar, pra não cair na..., né?"

Falar é representado associado à categoria *ativação emocional* (perigo): "Agora o perigo vem quando tenho que falar e não tem jeito, né."

A categoria *ativação emocional* é representada por: perigo, sofrimento e tensão.

Perigo é representado associado à categoria *nível motor* (falar) como acabamos de ver.

Sofrimento é representado associado às categorias *nível motor* (gaguejar e não gaguejar) e *outros* (pessoas em geral), apresentado na última.

Tensão é representada associada à categoria *nível motor* (gaguejar e não gaguejar), apresentado nesta.

A categoria *causa* é representada por respiração, associada às categorias *auto-imagem* (gaga), *nível motor* (gaguejar) e *outros* (pessoas em geral): "Eu acho que devo ter um problema de respiração, porque, por exemplo, eu mesma acho que se não existisse esses sons (os que não consegue superar), eu não seria capaz, por exemplo, ir numa reunião falar para todo mundo."

Pela análise do discurso de S3 vemos evidenciar-se, na associação entre as categorias *auto-imagem* e *nível motor*, um estreito controle realizado sobre o ato motor da fala com o objetivo de disfarçar a dificuldade e com isso confirmando a existência de uma imagem de si como mau falante.

Nesta associação entra também a categoria *outros*, de forma que a dinâmica entre a *auto-imagem* e o *nível motor* ganha sentido em relação a este, na medida em que S3 prefere deixar-lhes a imagem de que não sabe, em vez de deixar que percebam que é gaga.

Desta associação entre *outros*, *nível motor* e *auto-imagem* se evidencia um aspecto contraditório na última, por que, se de um lado S3 refere que sobrou pouca coisa que não consegue controlar na sua fala, como se fosse uma vantagem, de outro, isto implica um comportamento de despistar o ouvinte fingindo que não sabe o que falar, que acaba por prejudicá-la, uma vez que deixa de mostrar tudo que sabe e com isso, conforme referiu, perde muitas coisas em muitas situações.

Pela associação entre gaguejar da categoria *nível motor* e pessoas em geral da categoria *outros*, quando conta que se atrapalha ao ver os sons difíceis na sua frente e da representação de não gaguejar como não falar tudo o que quer, se evidencia o processo de antecipação de falhas na fala, que revela a situação de paradoxo em que esta está contida, como vimos nas análises de S₁ e S₂. Ao antecipar a dificuldade, afirma o ser mau falante e, ao mesmo tempo, se esforça por não sê-lo, criando com isso as condições propícias ao falar mal. Em outras palavras, a crença na falha que está por trás da antecipação e que se desenvolve no curso das relações de comunicação se mostra como determinante da mesma.

Na representação do gaguejar e não gaguejar, fica clara a consciência de S₃ com relação ao que considera ser sua dificuldade articulatória e a forma como lida com a mesma. Isto, conforme ela afirma, se associa a tensão (*ativação emocional*) o que aponta para o fato de que a situação de paradoxo que caracteriza a fala no processo de desenvolvimento da gagueira é geradora de uma tensão que se condiciona ao mecanismo da mesma e que interfere na maior ou menor eficiência da capacidade de manter uma fluência que oculta as quebras. Ao lado disso é importante considerar que ao contar, na entrevista, quais os sons difíceis, quais palavras não saem, estes sempre saíam bem, mostrando mais uma vez um sistema fonoarticulatório íntegro e a manifestação da gagueira como um processo determinado historicamente, possível de ser captado pelas relações entre as categorias *auto-imagem, outros, ativação emocional* e *nível motor*.

A tentativa de ocultamento da dificuldade de fala, ou os comportamentos para não gaguejar, se compõe para S₃ do não falar já referido anteriormente, em que provavelmente a tensão é tão grande que, diante da antecipação da dificuldade, se constitui como única saída e dos comportamentos que funcionam como truque para desencadear fluência. Estes, como vimos, têm o caráter de fetiches que por isso revelam a integridade do sistema fonoarticulatório e a determinação histórica da manifestação da gagueira pelo processo de relações de comunicação. Assim, o respirar fundo e o dar um espaço antes de começar de S₃, assim como o bater com o pé, dar um tempinho, trocar as palavras de S₁, e S₂, se revelam como um ritual que precede as emissões em que a dificuldade é antecipada, automatizado como uma necessidade do mecanismo da fala, que funciona dando coerência à imagem de si como mau falante, afirmando-a ao mesmo tempo que se apresenta como saída, compondo a lógica da manifestação da gagueira.

O caráter mágico do ritual também se revela por trás da afirmação de S₃ de que o "difícil é começar". Isto sugere que antes de começar a falar há muita antecipação da dificuldade de fazê-lo e conseqüentemente tensão. Ela mesma confirma isto na sua declaração de que "o perigo vem quando tem que falar e não tem jeito". Depois de começar, emerge a fala enquanto possibilidade concreta, a tensão provavelmente diminui e os rituais para desencadear fluência, ou comportamentos para não gaguejar, podem ser utilizados, com alguma eficiência.

O discurso de S3 nos mostra também outro paradoxo, ao localizar a causa da gagueira na respiração, ao mesmo tempo que refere utilizar-se dela para não gaguejar.

A percepção da respiração enquanto problema pode ser correta não do ponto de vista da respiração em si, mas, na medida em que é usada como truque para não gaguejar e, portanto, funciona como elemento de confirmação do mau falar.

A categoria *causa*, que emerge do discurso de S3, aponta para sua crença na incapacidade de fala. Estando representada associada às categorias *outros* (pessoas em geral), *auto-imagem* (gaga) e *nível motor* (gagueira), repete as associações anteriores e em nada justifica o suposto problema respiratório.

Se até agora olhamos as representações em que a *auto-imagem* se mostra determinando o processo de gagueira em associação a *nível motor*, *outros* e *ativação emocional*, o discurso de S3 também a revela determinada por *outros*. Quando representa a escola primária, enquanto situação na qual a professora a impede de usar a fala por considerá-la custosa e sofrida, acrescentando-se a isso sua referência à importância que a opinião do adulto tem para a criança, encontramos a repetição da circunstância de não-aceitação da forma de fala apresentada, que, ao mesmo tempo que cria um paradoxo sobre a mesma por não oferecer nenhuma possibilidade de resposta adequada, contém a idéia do ser mau falante.

Sujeito 4

As categorias que emergem do seu discurso são:
— *outros;*
— *nível motor;*
— *ativação emocional;*
— *terapia.*

A categoria *auto-imagem* é representada por: eu em geral; não eu em geral; eu gago e não eu fluente.

Eu em geral é representado por: "A gente assume vários papéis. Eu tenho consciência de que eu faço isso (...) eu me pego fazendo isso sem querer, (...), por que parece que facilita, (...), eu acho, por exemplo, que eu no trabalho não sou igual a eu aqui (...) não sou igual a eu em outros lugares. A gente muda o modo de ser."

É representado, também, associado a eu gago: "(...) a gente está preso a esses papéis, então de alguma forma, por exemplo, na minha pessoa, o elemento gagueira é algo que também me amarra, quer dizer, faz parte de um lado da minha identidade, eu mesmo tenho necessidade de falar assim, por que é o modo pelo qual me apresento, eu me identifico por ele, tá, como um processo global de identificação. Então, quer dizer, você tem uma espécie de compromisso de coerência social, que faz com que você tenha que ser um cara (...) e pôr pra fora coisas que realmente existem em qualquer pessoa (...) que é uma elaboração sua."

Não eu em geral é representado associado à categoria *ativação emocional* (alegre, eufórico): "Agora, normalmente, quando eu não sou eu, eu sou um cara muito alegre; o não ser eu, um cara que brinca muito. É esse meu outro personagem comum que pinta hoje em dia, já que eu não faço mais teatro. O tal do não eu é uma espécie de eu mesmo, só que sou eu assim eufórico, super alegre, né. Quer dizer, é algo que sou eu mesmo, mas que é difícil botar pra fora, extravasar a coisa."

Eu gago é representado por: "Eu diria que essa imagem de não fluente é tão antiga quanto eu possa me lembrar qualquer coisa (...). E não tem um momento que eu possa dar como marco, quer dizes, a partir daí era claro para mim, realmente eu sou disfluente." "As lembranças mais antigas que eu tenho são assim com 12, 13, 14 anos (...) que eu tenho alguma objetividade com relação a elas." "Pensava que eu era gago." "Pensava que isso era chato, incomodava bastante." "Uma coisa que fica te gritando, que tá sempre aí te incomodando por existir." É representado, também, como acabamos de ver, associado ao eu em geral, como algo que amarra, faz parte da sua identidade, tem necessidade de falar assim.

Associado à categoria *outros* (teatro): "Tinha aquelas situações, por exemplo, quando eu fazia teatro, então tinha momento em que isso era muito presente. Falava: 'Pô, mas eu sou gago, né.' Ficava pensando: 'Como será que os outros vêem isso', quer dizer, por que era uma coisa meio concorrida, (...) havia bastante competição nesse sentido, muita rivalidade em relação a ter o papel, a ter os papéis mais importantes, a aparecer mais, acho que isso é natural. Então, sempre ficava preocupado se isso era uma coisa que contava pontos, né."

Associado à categoria *outros* (pessoas em geral): "(...) isso (gaguejar) é um fator que, assim, me limitava, sabe, nas transações, nos papos."

Associado às categorias *nível motor* (não gaguejar) e *outros* (pai), apresentado na última.'

Associado às categorias *nível motor* (gaguejar) e *outros* (dar aula), apresentado na última.

Associado às categorias *ativação emocional* (raiva, irritação), *nível motor* (não gaguejar) e *outros* (irmãs) apresentadora última.

Não eu fluente é representado por: "Tudo bem, eu não sou eu, não sou gago."

É representado, também, associado ao eu em geral e à categoria *nível motor* (não gaguejar): "(...) eu estou tentando inventar um personagem, que sou eu mesmo fluente, então, (...), eu não estou amarrado a mim mesmo, (...), eu posso usar maneirismos que não são meus, dizer idéias que não são minhas. E isso que facilita a coisa, não é? (...) porque, na medida em que eu não sou eu, não tenho nada na minha cabeça pronto para ser dito, percebe."

Associado a eu em geral e às categorias *nível motor* (não gaguejar) e *ativação emocional* (à vontade, solto): "Eu estou fazendo uma analogia do papo do teatro. Então, quando eu bebia eu me sentia mais à vontade, tem esse lado. Mas tem também o lado de que eu me sentia atuando, às vezes. Às vezes, eu me sentia meio fora de mim, eu me via numa jogada. Quer dizer que quando você bebe você muda bastante o teu modo de ser; qualquer pessoa muda. Eu me solto muito. Então, tinha vezes que eu me sentia tão solto, que eu olhava e falava: Ó eu lá', quer dizer, realmente eu me sentia fora. Então eu estou estabelecendo essa analogia, (...), me parece que isso ocorria mesmo. Quer dizer, de repente eu podia ser outra pessoa e isso era um fator relevante" (para não gaguejar). "Daí, quando eu estou nesses piques, realmente, eu acho que é diferente, mas não sei, é tão difícil:"

Associado às categorias *nível motor* (falar) e *outros* (teatro), apresentado na última.

Associado às categorias *nível motor* (não gaguejar), *ativação emocional* (estresse) e *outros* (teatro), apresentado na última.

A categoria *outros* é representada por: pai, irmãs, namorada do jardim de infância, pessoas em geral, teatro, dar aula.

Pai é representado associado à categoria *nível motor* (não gaguejar) e *auto-imagem* (eu gago): "Eu me lembro, por exemplo, que um dia na rua, eu conversando com o papai,. voltando de um passeio, dele falar que tinha que falar devagar, que se conversa devagar e eu não conseguia falar direito, uma coisa assim, não conseguiria falar se eu tinha 7 anos, 9 ou, se eu tinha 5." "Devagar, prestando atenção e aí eu ia conseguir falar direito." "Era prestando atenção, no que eu não sei, acho que prestando atenção no falar, né, sei lá. Ele me falou isso outras vezes. Essa talvez seja a mais antiga que eu me lembre."

Associado à categoria *ativação emocional* (angústia), referindo-se às declarações acima, S4 diz: "Eu lembro que no ato isso me criou uma sensação meio de angústia, foi meio angustiante ouvir."

Pessoas em geral são representadas associadas à *auto-imagem* (eu gago): "É claro que só pode ter sido por motivos de fora né. É, porque não foi uma coisa da qual eu tomei consciência com 12 ou 14 anos. Então, se eu era tão novo, devem ter sido elementos externos que me deram a dica, né, tipo outras crianças, sei lá:" "(...) eu acho que é muito marcante as dicas externas desse tipo, né. Acho que marcam bastante." "Eu acho que tomei consciência da minha fala por elementos externos, acho que não fui eu mesmo que me apercebi que minha fala era diferente, ou, pelo menos, a percepção mais aguda disso deve ter se dado com circunstâncias concretas."

São representadas, também, associadas a *nível motor* (gaguejar) e *auto-imagem* (eu gago): "É, as histórias, que eu lembro é sempre um tipo de história básico, que é alguém chegar em você e dizer: 'Ô, porque é que você fala assim?' Ou, 'que é que você tem?. Mas é isso, você tá falando um papo: 'Ah, pô, você é gago?'; sabe, te fazem essa pergunta diretamente."

Associadas à categoria *auto-imagem* (eu gago) apresentado nesta.

Associadas às categorias *ativação emocional* (sensação desagradável, tenso, gostoso) e *nível motor* (falar), apresentado na última.

Irmãs são representadas por: "Agora eu me lembro também de algumas situações com V e com Y tal, de brincadeira, de tiração de sarro, de gozar, de imitar a minha fala."

São representadas, também, associadas às categorias *ativação emocional* (raiva, irritação) e *nível motor* (não gaguejar) e *auto-imagem* (eu gago): entr.: "Você achava que a imitação te atingia?" S4: "Atingia"; "Eu acho que sentia raiva"; "isso me irritava profundamente"; "acho que na hora em que a coisa pintava eu gostaria de poder falar sem quebras, na hora em que eu me irritava eu ia lá xingar e brigar, mas em seguida era uma coisa que sumia também, acho."

Namorada do jardim de infância é representada associada à categoria *nível motor* (falar): "Lembro-me de uma namorada antiga, do jardim de infância, (...), que a gente ficava conversando"; "não, eu não estava pensando na minha fala".

Teatro é representado por: "(...) o teatro é muito fácil em certo sentido, todo mundo está lá." "Eu acho que é uma circunstância muito diferente, quer dizer, você está em cima de um palco, é muito diferente de uma situação cotidiana." "(...) a própria disposição geográfica, sabe, de um teatro, faz com que todo mundo veja os atores (...) a peça tem uma série de recursos que te facilitam a clareza e se você está preso num texto, você não pode fazer nada que te auxilie a ser mais claro, quer dizer pode, que é representar bem o seu papel.

É representado, também, associado à categoria *nível motor* (não gaguejar): *entr.*: "Mas você se sentia sem quebras (no teatro)?" S4: "Sentia, hum, hum."

Associado às categorias *auto-imagem* (não eu fluente) e *nível motor* (falar): "(...) no teatro, deve ter algum significado em relação à fala o fato de você estar atuando."

Associado às categorias *nível motor* (não gaguejar), *auto-imagem* (não eu fluente) e *ativação emocional* (estresse): "Na verdade há um *stress* muito grande também, mas de um outro tipo, não é possível estabelecer a comparação (com o cotidiano), por que você está em outro contexto. Havia preocupação do tipo dicção. Isso devia ser uma coisa que ajudava muito. Quer dizer, se posicionava um cara no fundo do teatro e dizia eu tenho que ouvir o que vocês estão falando, isso era uma coisa à qual todos se submetiam. Então você tinha que aprender a colocar a voz e a ter uma dicção muito clara. Então eu acho que o exercício da minha atenção nisso, mais uma manha que eu já tinha de conseguir meio driblar as quebras e não ter elas por, simplesmente, querer não ter, às vezes, ajudava naquela hora. Era meio mágico mesmo. No palco eu conseguia fazer coisas que não conseguia fazer fora dele."

Associado à categoria *auto-imagem* (eu gago), conforme vimos nesta, por situação de competição e rivalidade em relação a ter o papel e aparecer mais.

Associado às categorias *ativação emocional* (expectativa) e *nível motor* (não gaguejar), apresentado na última.

Dar aula é representar por: "Sabe, dar aula é se comunicar num nível pessoal (...) e num nível de complexidade elevadíssimo."

Associado às categorias *auto-imagem* e *nível motor* (não gaguejar): "(...) numa aula você tem que aprender a chamar a atenção das pessoas, não é, fixar a atenção delas e ser claro."

Associado a teatro e às categorias *ativação emocional* (medo) e *nível motor* (gaguejar e não gaguejar): "(...) eu tenho, por exemplo, muito medo de dar aula, por isso, pela gagueira. Eu penso: 'Se naquela época eu conseguia subir num palco, fazer isso, porque é que eu não vou conseguir isso na sala de aula?'. Não é? (...) Acontece que dar aula não é atuar."

A categoria *nível motor* é representada por falar, gaguejar e não gaguejar.

Gaguejar é representado associado a falar: "O que era o gago na minha fala? Era isso: g - g- gago, era ter repetições era ter esse esforço para falar."

É representado, também, associado a não gaguejar, falar e à categoria *terapia*: "Seguramente era muito difícil discernir. Acho que truque é uma categoria muito teórica. (...) não que não tenha concretude prática, mas para mim só foi possível compreender ele a partir de uma sacação teórica da coisa. Quer dizer, aparecia tudo junto. Se você pisca o olho enquanto você está tendo aquela quebra, aquilo faz parte da quebra." "(...) se você tem outra tensão antes da quebra tentando evitar, pra você isso faz parte da quebra. Na medida em que você perceba essa tensão, você pode nem perceber ela, quer dizer, a fala era muito menos consciente antes de eu iniciar qualquer processo terapêutico."

Associado às categorias *auto-imagem* (eu gago) e *outros* (pessoas em geral), apresentado na última.

Associado a não gaguejar e às categorias *ativação emocional* (medo) e *outros* (dar aula e teatro), apresentado na última.

Associado a falar e às categorias *ativação emocional* (sensação desagradável, tenso, gostoso) e *outros* (pessoas em geral), apresentado em *nível motor* (falar).

Não gaguejar é representado associado ao gaguejar: "Acho que queria não ter isso."

É representado, também, associado a *outros* (teatro) e *ativação emocional* (expectativa): "Eu descobri nas primeiras peças que eu conseguia (...) dizer o texto sem gaguejar." "Como é que eu fazia isso? Sei lá, eu me conscientizava mais na minha fala, uma coisa meio assim, não era claro para mim como eu fazia, mas eu conseguia fazer. Quando, realmente, eu estava preocupado em ter uma fala mais fluente, ela saía mais fluente. Como no caso eu tinha um texto o qual eu ia falar, quer dizer, eu conseguia trabalhar em cima desse texto. Mas eu me lembro também da gente fazer laboratório, né, nos quais você tinha que criar na hora, você não tinha um texto bolado antes, ou alguém te propunha a situação e você atuava em cima, ou você tinha que inventar a situação, o texto, tudo, quer dizer, nessa hora eu não tinha nada para mim, pra ter ensaiado antes, ou para ter estudado, lido, decorado, sei lá. Eu me saía razoavelmente bem. Quer dizer, pelo que eu me lembre, não me lembro de ter sido uma situação traumática, quer dizer, de eu ter ido lá na expectativa de não ter quebras, de falar legal e isso não ter ocorrido. Quer dizer, de eu ter subido no palco, querido falar um texto, tal e ter saído tudo gaguejado, isso não acontecia."

Associado às categorias *auto-imagem* (não eu fluente), *ativação emocional* (estresse) e *outros* (teatro), apresentado na última por: colocar a voz, ter uma dicção muito clara e exercitar sua atenção nisso e ainda, uma manha de driblar quebras que o ajudava a não ter quebras no palco. A propósito disso diz: "Eu me concentrava nisso, então eu queria que o negócio chegasse lá, eu colocava, acho que se eu fosse fazer isso agora, também daria certo."

Associado à categoria *auto-imagem* (eu em geral e não eu fluente), apresentado nesta.

Associado às categorias *ativação emocional* (à vontade, solto) e *auto-imagem* (eu em geral e eu fluente), apresentado na última.

Associado às categorias *auto-imagem* (eu gago) e *outros* (pai), apresentado na última.

Associado à categoria *outros* (teatro), apresentado nesta.

Associado às categorias *auto-imagem* (não eu fluente), *ativação emocional* (estresse) e *outros* (teatro), apresentado na última.

Associado às categorias *auto-imagem* (eu gago) e *outros* (sala de aula), apresentado na última.

Associado às categorias *ativação emocional* (raiva), *auto-imagem* (gago) e *outros* (irmãs), apresentado nesta.

Falar é representado associado a gaguejar e às categorias *ativação emocional* (sensação desagradável, tenso, gostoso) e *outros* (pessoas em geral): "Então, você quer falar com o outro, mas isso é um negócio que te cansa de algum modo, quer dizer, um negócio tenso, um negócio que traz sensações extremamente desagradáveis. Quer dizer, por um lado você quer comunicar algo com o outro (...) e isso é uma coisa que é legal, que é gostosa, quer dizer, se você quer fazer isso é porque está a fim de falar como ele, né e eu sempre gostei de falar. Mas, no entanto, tem sempre junto uma situação desagradável que hoje em dia chamaria esforço."

É representado também associado a gaguejar e à categoria *terapia*: "Claro que eu sentia que tinha um esforço para falar antes da terapia, agora em termos de memórias antigas esse era o incômodo da coisa." "Agora, a sensação clara de que havia um esforço, acho que só consegui ver pelo contraste. Quer dizer, quando eu conseguir ter um pouco mais de consciência da fala e me flagrar em situações comuns de esforço é que eu percebi quanto esforço havia. Tá certo, não há outro modo de perceber isso." "Quando eu comecei a fazer terapia acho que tinha uns 14 anos."

Associado à categoria *outros* (namorada de jardim de infância), apresentado na última.

Associado às categorias *auto-imagem* (não eu fluente) e *outros* (teatro), apresentado nesta.

A categoria *terapia* é representada por aumento da consciência sobre a fala, "sacação teórica" e situação de contraste.

Associada à categoria *nível motor* (gaguejar e não gaguejar) apresentado nesta.

A categoria *ativação emocional* é representada sempre associada a outras categorias, a saber:

Alegre, eufórico associada à categoria *auto-imagem* (não eu em geral), apresentado nesta.

À vontade, solto associado às categorias *nível motor* (não gaguejar) e *auto-imagem* (eu em geral e não eu fluente), apresentado na última.

Angústia associada à categoria *outros* (pai), apresentado nesta.

Raiva, irritação associadas às categorias *nível motor* (não gaguejar), *auto-imagem* (gago) e *outros* (irmãs), apresentado na última.

Estresse associado às categorias *nível motor* (gaguejar), *auto-imagem* (não eu fluente) e *outros* (teatro), apresentado na última.

Medo associado às categorias *nível motor* (gaguejar e não gaguejar) e *outros* (dar aula), apresentado na última.

Expectativa associada às categorias *outros* (teatro) e *nível motor* (não gaguejar), apresentado na última.

Sensação desagradável, tenso e gostoso associado às categorias *outros* (pessoas em geral) e *nível motor* (falar), apresentado na última.

Pela análise do discurso de S₄ vemos que a categoria *auto-imagem* contém representações que encerram uma contradição, distinguindo-a da dos demais sujeitos até agora estudados.

Trata-se do sentir-se gago em certas circunstâncias e fluente em outras, duas possibilidades que nitidamente dependem de suas relações com o meio e que têm a peculiaridade de serem representadas, a primeira, como algo tão antigo quanto possa se lembrar, parte de sua identidade, de seu modo de ser e de se apresentar na vida cotidiana, uma necessidade dentro da sua coerência social, e a segunda, como ligada a desempenhar um papel que não o seu na situação de teatro onde, como refere, não está amarrado a si mesmo, aos seus maneirismos, pode dizer idéias que não são suas, de forma que quando não é ele próprio, não é gago, caracterizando o não eu fluente a que se referiu.

Estes fatos apontam, como nos outros sujeitos, tanto para a integridade do sistema fonoarticulatório, por ser capaz de ser fluente em alguma situação, como, pelo fato de isto acontecer quando ele se sente fora do seu próprio papel, para a imagem de si como mau falante como parte da identidade, emergindo quando o sujeito é autor da comunicação, desorganizando-a.

Essa contradição entre um eu, no cotidiano gago e um não eu, no teatro fluente é caracterizada por S4, quando se refere à segunda situação como mágica, por conseguir nela coisas que fora dela não consegue. Isso revela que embora viva os dois momentos, concretamente e note vários elementos de ambos, não percebe a coerência interna que os distingue, mantendo os elementos que geram a manifestação da gagueira.

Vemos assim, mais uma vez, o processo da gagueira determinado pelo desenvolvimento de uma identidade, que contém a imagem de si como mau falante e que emerge no processo das relações de comunicação vividas.

Pela relação entre as categorias *outros* (pai) *auto-imagem* (eu gago) e *nível motor* (não gaguejar) vemos representados os já conhecidos elementos que constituem a interação paradoxal. Assim, o pai de S4, por meio da fórmula do falar devagar de modo igual como para S1 e S2, ao mesmo tempo que mede a não-aceitação da sua forma de fala e o leva a ver-se como mau falante, não lhe possibilita um meio de dar a resposta adequada, porque, como vimos, tal comportamento leva o sujeito a prestar atenção sobre a articulação, o que na verdade é para ele algo desconhecido e, ainda, buscando evitar possíveis falhas, o que apenas colabora para acumular tensão e desorganizar o sinergismo necessário para falar. Podemos observar, ainda, que para S1 a situação de não-aceitação da sua forma de fala pelo pai, representado como agressivo e durão, desencadeou culpa e para S4, a mesma situação com um pai representado apenas pela fórmula para não gaguejar, desencadeou angústia.

Pelas relações entre as categorias *outros* (irmãs e pessoas em geral), *auto-imagem* (eu gago), *ativação emocional* (raiva, irritação) e *nível motor* (não gaguejar) vemos representado um processo de interações de comunicação que mantém o paradoxo sobre a fala, por reforçar a identificação de S4 como mau falante e levá-lo a querer falar bem, que como vimos, ao longo do tempo se condiciona na forma de um ritual de esforço para falar, de tal forma que, das interações paradoxais se geram comportamentos igualmente paradoxais.

Reforçando estes fatos, temos não só as representações da categoria *nível motor*, em que de um lado falar é algo gostoso e de outro, associado a gaguejar, é algo que cansa, envolve esforço, traz sensações desagradáveis, limita nas relações de comunicação, como as representações que associam as categorias *auto-imagem* (não eu fluente e não eu em geral) e *ativação emocional* (à vontade, relaxado e alegre, eufórico) em que todas as emoções positivas estão associadas ao não eu.

Conforme S4 relata nas representações que relacionam as categorias *nível motor* e *terapia*, foi por intermédio do processo terapêutico que adquiriu mais consciência da sua fala. Em conseqüência disso, as representações da categoria *nível motor*, também se distinguem das dos demais sujeitos. Nessas se estabelece a relação entre o falar e o gaguejar referido antes, de forma que o último não é mais visto como contrário ou antagônico ao falar, representado pela típica afirmação de que a "fala não sai", mas como um momento do próprio falar caracterizado por esforço. Se estabelece, também, relação entre gaguejar e não gaguejar, em que gaguejar não se associa a não gaguejar simplesmente para atender a solicitação do meio, mas é acrescido do conteúdo de que o querer não gaguejar faz parte do gaguejar. S4 representa isso, referindo que a fala era muito menos consciente antes de qualquer processo terapêutico, de forma que tensões que antes pareciam integrar a quebra da fluência, o gaguejar, passaram a ser percebidas como tensões que visam evitar a quebra, ou seja como o que teoricamente estamos chamando de truques desencadeadores de fluência. Com isso evidencia-se o processo de antecipação de falhas na fala, que é o que dá coerência ao uso dos comportamentos para não gaguejar, como um processo que permanece oculto na consciência do gago enquanto tal, mostrando-se apenas sob a aparência de uma dificuldade para falar.

S4 nos mostra que pela terapia está desmistificando este conjunto de comportamentos, o que faz supor que tenha condições de deixar de utilizar os truques para falar bem e liberar sua fala fluente.

Na relação entre as categorias *nível motor* (não gaguejar), *outros* (teatro) e *ativação emocional* (expectativa) aparece também a questão da antecipação da gagueira, quando S4 se refere à sua expectativa de não ter quebras no palco, ou à preocupação com uma fala mais fluente, mostrando, neste caso, que com base nisso realmente consegue seu intento. Conforme S4 conta, a situação de fala no teatro se caracteriza por atenção e concentração na dicção clara e na colocação da voz. Ao fazer isso cria-se, uma situação em que ele olha para a articulação, mas ao contrário do que ocorre quando isto é suscitado pelo desejo de falar direito, olha-a do ponto de vista da sua real capacidade, orientada para algo concreto como a dicção e a colocação da voz. O efeito, também contrário da gagueira, é o favorecimento do potencial normal que possui. A isto se acresce o fato de que, no palco, como sabemos, S₄ se vê fora da sua identidade no cotidiano, porque representa o papel de um outro e, portanto, livre da imagem de si como mau falante.

Temos, então, que a preocupação com o bem falar que não se gera da imagem de si como mau falante e que se apóia em outra visão desalienada da capacidade articulatória, produz uma modificação que possibilita o emergir da fluência, apontando para a auto-imagem e a capacidade articulatória como dois pontos relevantes para a abordagem terapêutica eficiente.

Sujeito 5

As categorias que emergem do seu discurso são:
— *auto-imagem;*
— *outros;*
— *ativação emocional;*
— *nível motor.*

A categoria *auto-imagem* é representada por conteúdos referentes à fala, que são a maioria, dada a natureza do assunto e por conteúdos referentes à sua vida em geral.

Auto-imagem em geral, na época do primário, é representada por só ficar em casa lendo.

Associada à categoria *outros* (mãe, família e rua) por: "(...) eu lia demais, a minha família, minha mãe, tal, principalmente, minha mãe era muito, assim, de não me deixar sair na rua, de não me deixar brincar, tal, isso me deixou uma espécie de menino bobo na rua, sabe, aquela coisa, né, centro de gozações"; "Eu era pacato por que não brigava, por causa de nunca ter ido pra rua, né, então era um negócio muito contido, assim, sabe, por que não podia ir às vias de fato."

Associado à categoria *outros* (família); "Minha família me proibiu de ler gibi, aí eu fui pra biblioteca."

Associada à categoria *outros* (amigos): "Poucos amigos né, então eu ficava em casa lendo, né, e lia gibi (...) eu tinha coleções impressionantes de gibi..."

Associado à categoria *outros* (sala de aula): "Era pouco participante de aula."

Na época do ginásio: "(...) eu era rato de biblioteca, eu era tipo rebelde, assim, aquele negócio pra revolucionário (...)"; "Eu era quem fazia boas redações e eu tinha, ao mesmo tempo, notas muito baixas."

Com relação à fala, as representações se dividem nas que se referem à consciência de si como *falante*, à consciência de problemas de fala que se caracteriza por ser *enrolado* e à consciência da forma de *superação* destes problemas. Estas representações na *auto-imagem* em geral, também, aparecem nos diversos períodos da sua vida.

Falante, na época do primário, é representado associado à categoria *nível motor* (falar), como alguém que sempre falou muito e sem lembranças sobre a história da gagueira.

Na época do ginásio, associado à categoria *nível motor* (falar): "Ah (...) falava feito um desgraçado, eu sempre fui de fazer muita pergunta em aula"; "(...) eu sempre me orgulhei muito de falar!"

Atualmente: "(...) hoje eu tento uma imagem de bom falante"; "(...) me considero hábil (...) bastante hábil."

Associado à categoria *outros* (pessoas em geral): "São as melhores aulas que eu dou, as melhores coisas que eu faço são quando eu..., quando a situação de desafio de falar e de conversar é mais difícil."

Associado à categoria *ativação emocional* em si (tensão): "Tem certa dose de tensão que eu tenho que inventar, se não existir, pra falar"; "(...) a hora que vai falar tem que ter, pelo menos, um certo ritual (...) é um ritual de tensão"; "(...) no começo da minha militância era o seguinte, entrava e fazia um discurso radicalmente tranqüilo, aí sentava depois do discurso e me dava uma puta duma tremedeira, uma puta duma tensão, depois que eu já tinha falado e eu calculei, com reflexões minhas, que o que eu acabei fazendo foi (...) postergar um momento de tensão a ponto de deixar a fala livre (...) eu sentava, me dava um... e se eu fosse dizer o meu nome eu não con – conseguiria."

Enrolado é representado:

Quando pergunto em que época começou o problema: "Ah, sempre, que eu me lembre assim, sempre."

Na época do ginásio, período em que relata ter começado um tipo de participação em fala: "Eu acho que já no ginásio eram um pouco enroladas as minhas conversas"; "(...) ficava aquela imagem de inteligente-vagabundo, ou inteligente-atrapalhado."

Associado à categoria *outros* (sala de aula): "Eu era o mais falante da classe, o cara chato, o cara que ninguém entendia."

Associado à categoria *ativação emocional* – em outros (ansiedade e expectativa): "E nem provocava risos, assim, eu provocava ansiedade, eu passava né, por que eu dava a impressão de que era muito importante o que eu tinha pra dizer, né, e segurava a palavra e todo mundo ficava assim numa espécie de expectativa e, às vezes, não tinha nada a ver com nada (...)."

Associado a falante e às categorias *outros* (pessoas em geral) e *ativação emocional* – em si (puto): "E aí eu ficava..., toda vez que alguém me disse isso que é mau falante, aí eu ficava puto, aí que eu falava mesmo, aí que eu fazia questão de me expor, aí que eu impunha minha palavra, era um negócio muito assim."

Na época do colegial associado à categoria *outros* (professores e colegas de colegial – sala de aula): "(...) já no colegial, no clássico, já era assim. Pra todos os professores, todos os colegas etc., ficava sempre a mesma impressão: 'muito inteligente e incompreensível'". "(...) as pessoas sentiam de alguma forma que tinha algo a dizer que valia a pena prestar atenção, mas era sempre, a palavra que se usava muito era enrolado, né, 'S5 é enrolado'. E isso foi assim durante muito tempo... e era algo esquisito, porque junto com essa classificação, com esse rótulo de enrolado, tinha um certo respeito pela cabeça e tal, né. Então os professores ouviam e faziam força pra responder etc. A situação de sala de aula me marca muito."

Na época da universidade: "(...) teve um momento de consciência muito forte, de consciência de que tinha problemas de fala, que não dava pra ser ouvido"; "(...) agora, foi no período universitário que elas ficaram mais claras, eu não sei se não haviam antes, (...), ou se não eram problema pra mim"; "Quando eu levantava e fazia perguntas curtas, ótimo, problema nenhum, mas quando eu ia explicar o que estava pensando, minha cabeça já passava o que o sujeito podia contestar, o que o autor que eu estava me referindo dizia mais na frente, não é, então enrolava tudo no mesmo plano e tal."

Associado às categorias *outros* (grupo) e *ativação emocional* – em outros (pânico): "(...) aí deu um pânico no grupo de que eu não pudesse, de que ninguém fosse me entender."

Associado à categoria *outros* (amigos): "Então, assim, as pessoas que eram mais minhas amigas, eram as que mais chegavam perto e falavam: 'S5 você tem certeza que você vai conseguir?' 'Olha que não vai dar certo, cuidado, é melhor você retirar isso.' Ou então: 'te vira, aprende, aí', então, eu tomei uma puta duma consciência de que eu tinha problemas, de que não dava pra mim comunicar direito."
Associado à categoria *nível motor* (problema de fala): "Na minha opinião o que estava acontecendo era o seguinte: a cabeça funcionava mais rápido do que a palavra, sabe. Eu sempre senti isso. Então, sempre que eu ia falar, eu parava e atropelava as coisas. Então é qualquer coisa assim: eu estou te falando da relação A mais B e, de repente, eu lembro de C, de D, de F, de G e de H e vou enfiando coisas junto, né, então pula uma relação para G, depois pula pra outra (...). Aí eu percebo o rolo que eu mesmo estou fazendo e tento repor as idéias no lugar. E aí é que eu fi – fi ficava e ã, ã, ã, e num, enroscava, sabe. Aí enroscava o discurso e não dava mais, né."

Superação do problema é representado:

Na época da universidade associado à categoria *outros* (amigo, namorado, conferência) por: "E aí eu fiz o seguinte: eu peguei um gravador, (...) gravei a colocação inteira, ouvi, a hora que eu ouvi também tomei susto, que eu vi que estava muito ruim. Não estava dando pra entender aquilo. Gravei de novo, (...) fiquei (...) uma noite assim, (...) gravando e ouvindo, (...) conversando com meu amigo (...) e essa minha namorada, (...) corrigindo aqui (...) ali, tal (...) e fui e dei uma conferência, assim, que todo mundo considerou muito clara, muito tranqüila, sem problemas de dicção, muito compreensível."

Associado à categoria *outros* (aula, militância política, conferência): "(...) a resolução, assim, se não está claro o processo, a resolução está muito clara. Foi com aula e com essas coisas que eu comecei a falar direito. (...) quando eu preparava e dava, saía muito bem, era um cara muito claro." "A partir de aula sistemática eu comecei a organizar muito bem a intervenção. E daí foi aula, militância política, (...) uma conferência num lugar ou noutro. Então falar passou a ser a minha atividade quase e aí não tive mais problema."

Atualmente, associado a falante: "Faz muito tempo que eu vivo da palavra, praticamente, desde que me formei eu não faço outra coisa que não usar a palavra, (...), um dia o sujeito aprende e pra mim era um negócio que é muito difícil. Quer dizer que questionar a habilidade do discurso hoje, é questionar a vida inteira, é a profissão, o dinheiro que eu ganho."

A categoria *outros* é representada por: mãe; família; rua; amigos do primário e da universidade; sala de aula no primário, ginásio e colegial; professores do primário, ginásio e colegial, colegas de colegial; pessoas em geral; grupo na universidade; namorada; conferência; dar aula; militância política; assembléia e gago.

Mãe, família e *rua* estão representadas, conforme já vimos, associadas à categoria *auto-imagem* (em geral).

Amigos são representados, no primário e na universidade, associados à categoria *auto-imagem* (em geral e enrolado), respectivamente, conforme vimos nestas.

Sala de aula, no primário, é representada associada à categoria *auto-imagem* (em geral), apresentado nesta.

No primário e colegial associado à categoria *auto-imagem* (enrolado), apresentado nesta.

Professoras no primário são representadas associadas à categoria *nível motor* (falar), apresentado nesta.

No primário e ginásio associadas à categoria *ativação emocional* – em si (chorar e emocionado) e *nível motor* (falar – ler): "Eu me lembro que uma vez no ginásio, no começo do ginásio, eu me apaixonei pela professora de canto, sabe (...), aí, a hora que eu fui ler o discurso dela, eu chorei no meio do discurso, então, eu fiquei emocionado. Outra coisa que eu me lembro era da Rita, de uma professora do 4º ano primário (...) e a Rita também era uma pessoa que a gente gostava muito e eu fiquei emocionado pra ler o discurso dela (...)."

Professores e colegas de colegial são representados associados à categoria *auto-imagem* (problemas de fala), apresentado nesta.

Colegas de colegial são representados à categoria *nível motor* (problemas de fala): "Então nêgo nunca entendia o que eu estava querendo dizer e aí piorava, né, porque eu dava intervalos. O que era típico era fazer 'ã', né."

Associados à *ativação emocional* – em si (puto): "Era pior, era uma espécie de comiseração, não sei, então, algumas vezes, algum aluno levantava e dizia: 'o que eu acho que S₅ está querendo dizer é...', isso me deixava puto."

Namorada e conferência, aula e militância política são representados associados à categoria *auto-imagem* (superação do problema), apresentado nesta.

Grupo na universidade é representado associado às categorias *ativação emocional* – em outros (pânico) e *auto-imagem* (enrolado), apresentado nesta.

Pessoas em geral, na época do ginásio, são representadas associadas à *auto-imagem* (falante e enrolado) e *ativação emocional* — em si (puto). Atualmente, são representadas associadas às categorias *auto-imagem* (falante), apresentado nesta.

Assembléia é representada associada à *auto-imagem* (falante e enrolado) e *ativação emocional* – em si (puto): "(...) eu me lembro de uma assembléia, que eu estava no 2º, 3º ano da faculdade e que uma hora a fulana me deu a palavra e eu fiquei falando um bom tempo. E depois, na hora de fazer a avaliação, ela me disse (...) que tinha dado a palavra pra enrolar, porque ninguém ia entender o que eu ia dizer. Aí, eu fiquei tão puto com isso, nossa. Por que ninguém ia entender o que eu ia dizer e como a assembléia estava meio confusa, ela precisava retomar o controle, então, ela me deu a palavra, porque aí eu ia enrolar todo mundo e ela ia dizer o que quisesse em seguida."

Gago é representado associado às categorias *auto-imagem* (enrolado) e *nível motor* (problemas de fala): "Quer dizer, se eu ficar refletindo bastante sobre a questão da gagueira, se eu ficar lembrando dela, se eu ficar tentando pensar como é que era, que tipos de coisas acontecia, quando que eu gaguejava, se de alguma forma situações semelhantes me vêm, ou se eu converso com um gago durante algum tempo, retorna a gagueira. Outro dia eu estava numa reunião com esse rapaz que eu te falei e a coisa ficou polarizada entre eu e ele (...) e aqui, qui ele começou, eu qui-qui comecei também, foi um negócio muito rápido sabe e dez minutos de conversa bastou pra retornar a coisa."

Associado às categorias *ativação emocional* – em si (tensão) e *nível motor* (enrolado), apresentado na última.

A categoria *nível motor* é representada por falar e por comportamentos que caracterizam o problema de fala.

Falar é representado associado à categoria *outros* (professora primária): "Eu era quem fazia os discursos pra professora, né, no final do ano. Pra quase todas, né."

Associado às categorias *ativação emocional* – em si (chorar e emocionado) e *outros* (professoras do primário e ginásio), apresentado na última.

Associado a problemas de fala: "Não, nunca contive o discurso por causa das dificuldades de fala, nunca, mesmo quando elas me ficaram conscientes."

Associado à categoria *auto-imagem* (falante) no primário, por sempre falar muito e no ginásio, por falar feito um desgraçado, sempre fazer muita pergunta em aula, apresentado nesta.

Problemas de fala é representado por: "Então se eu quiser imitar ou lembrar do discurso, era qualquer coisa assim: 'eu, ã, acho que... se trata... de uma ...ã, e ia nesse pique assim. Sempre intercalando, com 'ãs', assim. Às vezes cada palavra tinha dois 'ãs', um no começo e outro no fim. (...) eu nunca tive soquinhos, né, bem típicos assim, aquilo de ficar qui, qui, qui, qui, qui eu nunca fiz, né. Eu podia fazer 'ãs', 'é que', 'eu acho', né, e um tranco, assim."

Associado à categoria *auto-imagem* (enrolado), apresentado nesta.

Associado à categoria *auto-imagem* (enrolados) e *ativação emocional* – em si (tensão): "O 'ã' era bem um troque de fala (...) era fingir que não sabia o que dizer sabe. Não é que eu tinha o 'ã' porque não tinha a palavra seguinte, eu tinha e queria checa-la, (...) esse 'ã' era bem um truque para poder organizar as idéias, assim e para poder diminuir a tensão mesmo."

Associado á categoria *ativação emocional* – em si (tensão) e *outros* (gago): "(...) ainda hoje o discurso me agride muito, me deixa tenso, muito, e eu repito o discurso dele, sabe, eu passo ater me, me mesmo vício qui, qui, que ele, por isso achei que era gago eu. Agora, eu não sei."

Associado à categoria *outros* (colegas de colegial), apresentado nesta.

A categoria *ativação emocional* é representada por emoções sentidas por S₅ e emoções que ele provoca nos outros. As representações estão sempre associadas a outras categorias, a saber:

Tensão (em si) associada à categoria *auto-imagem* (falante), apresentada nesta.

Associada às categorias *auto-imagem* (enrolado) e *nível motor* (problemas de fala), apresentado na última.

Associada à categoria *outros* (gago) e *nível motor* (enrolado), apresentado na última.

Puto (em si) associado às categorias *outros* (pessoas em geral) e *auto-imagem* (falante e enrolado), apresentado na última.

Associado à categoria *outros* (colegas de colegial), apresentado nesta.

Associado às categorias *auto-imagem* (falante e enrolado) e *outros* (assembléia), apresentado nesta.

Chorar e emocionado (em si) associados às categorias *nível motor* (falar – ler) e *outros* (professoras de primário e ginásio). apresentado na última.

Ansiedade e expectativa (em outros) associados à categoria auto-imagem (enrolado), apresentado nesta.

Pânico (em outros) associado às categorias outros (grupo da universidade) e auto-imagem (enrolado), apresentado na última.

Conforme podemos constatar, embora as categorias emergidas do discurso de S_5 sejam as mesmas que as dos outros sujeitos, revelando serem manifestações da realidade concreta que exprimem a relação investigada entre a história das dificuldades de fala e o desenvolvimento da consciência, o conteúdo das representações é praticamente oposto.

Em comum com os demais sujeitos temos a estreita relação entre as categorias *auto-imagem* e *outros*, ou seja, as relações interpessoais revelando-se como fundamentais na formação da identidade. É interessante notar, porém, que, ao contrário dos outros casos, não há nenhuma representação sobre problemas de fala no período da primeira infância.

No primário tem lembranças positivas. Como vimos, lembra-se de falar muito sempre, de ser aquele que fazia os discursos para quase todas as professoras.

Suas primeiras lembranças sobre problemas na fala foram representadas no período em que estava no ginásio, mas se de um lado os *outros* (colegas e professores) lhe trouxeram a consciência de que sua fala era enrolada, atrapalhada; de *outro*, os professores que são *outros* socialmente investidos de maior autoridade que os colegas, marcaram também sua consciência com uma imagem de inteligente e S_5 percebeu neles um esforço para ouvi-lo, permitindo-lhe pensar que vale a pena falar, tanto que ele declara que nunca conteve seu discurso por causa de dificuldades de fala, mesmo quando se tornou consciente delas.

Quando sua dificuldade de fala foi enfaticamente explicitada por *outros* (amigos) na época da faculdade, sua reação foi ouvir-se, gravando-se e descobrindo, por si só, o significado do que os outros estavam lhe dizendo, o que o leva a encontrar a maneira de superar o problema. Descobre o que é o enrolado na sua fala e, dessa consciência passa a cuidar da estruturação dos seus discursos, nunca pondo em dúvida sua capacidade de fala, mas, ao contrário, encarando-a como sua atividade principal, não temendo expor-se.

Ao contrário do que é típico nos outros sujeitos, S_5 não se preocupa com o 'como falar', com o aspecto articulatório. É na organização do conteúdo da mensagem que se situa seu problema e foi o que suscitou o rótulo de atrapalhado e enrolado.

O aspecto motor, descrito na categoria *nível motor*, decorre da percepção desta falta de organização do discurso, da percepção de não estar sendo compreendido pelos outros. O truque de fala que referiu é utilizado como recurso para ter tempo de organizar melhor o discurso. Nada do que contou revela antecipação de dificuldades na fala e o truque não envolve aumento de tensão para disparar fluência, como na gagueira, mas ao contrário, além de servir, como já mencionamos, para organizar o discurso, é representado como diminuidor de tensão.

Ao contrário do gago, ainda, sempre se propõe a falar, representando-se como contestador, discutidor, impondo seu discurso. Em nenhum momento aparece evitação da situação de comunicação.

É interessante, ainda, ressaltar as representações que o seu discurso contém com relação ao ser gago. Por duas vezes refere o fato de nunca ter sido "classificado" como tal e conta, também, que nunca se sentiu gago. Depois de adulto, por si, supôs que o seu problema se enquadrasse no que entende por gagueira. Revelou que achou isso, conforme foi apresentado na categoria *auto-imagem* porque o discurso do gago, o agride, o deixa tenso e ele passa a ter o "mesmo vício". Disse ainda, comparando-se com o gago, que o seu discurso não provocava risos, mas ansiedade e expectativa, porque não parava de falar ao contrário do gago que sempre procura não falar, deixando implícito que o gaguejar provoca risos, o que se confirma por meio das representações dos sujeitos gagos. Além disso, seu discurso é o único que contém o gago representado como *outro*.

Com relação à categoria *ativação emocional*, vemos, novamente, oposições com o gago uma vez que nunca aparece representada a relação entre *ativação emocional*, *nível motor* e *outros*, no sentido de manifestação da gagueira. Ao contrário, ele se refere à *ativação emocional* diante de pessoas significativas como choro, emoção durante a atividade de fala, sem nenhuma referência a perturbação nesta. E mais, refere perceber que sua fala deflagra *ativação emocional* nos outros (expectativa, ansiedade), mas quando estes se referem à sua incapacidade para se fazer entender, a emoção que se ativa nele não o faz recuar, mas, sim, se impor e expor, como ele mesmo diz, mostrando que sua imagem de falante não está comprometida.

Temos, assim, nas representações encontradas no discurso de S_5, uma história de desenvolvimento da fala sem conteúdos referentes à mediação de uma imagem de si mesmo como mau falante no processo das relações sociais vividas. Sem esses conteúdos a representação da sua capacidade de fala permaneceu íntegra e a consciência da existência de algum tipo de problema não o abalou, mas levou-o a uma bem-sucedida busca de superação.

Considero que o problema de fala que S_5 representou, constitui o que se rotula de Taquifemia, a qual, conforme a literatura aponta e suas representações confirmam, pode ser superada à medida que o indivíduo desenvolve plenamente sua função psíquica superior, por poder tomar consciência da desorganização do discurso e da articulação rápida e um tanto imprecisa que a caracteriza.

Com a análise do discurso de S_5 reforça-se o fato de que a imagem de si como mau falante, que subjaz à manifestação da gagueira, reside sobre a idéia da incapacidade de fala, não ao nível da organização do discurso, mas ao nível da habilidade motora, que é o aspecto mais primário, o suporte da atividade de fala, o que permite, ou não, a atividade propriamente dita.

Sujeito 6

As categorias que emergem do discurso de S_6 são:
— *auto-imagem;*
— *outros;*
— *nível motor;*
— *ativação emocional;*
— *terapia;*
— *causa.*

A categoria *auto-imagem* é representada por: ser gaga, não ser gaga, profissional e sorridente.

Ser *gaga* é representada por: "Eu me senti gaga aos 5, ou 6 anos de idade que eu me lembre"; "Eu nunca neguei que era gaga, porque tava na cara que eu era gaga."

É representada também, associada à categoria *outros* (família): "(...) desde pequena eu fui taxada de gaga. Não sei se eu era gaga, mas eu fui taxada de gaga"; "Ah, mas me taxaram de gaga e depois não tinha remédio, porque fulano era gago, sicrano era gago na minha família. Não tinha remédio."

Associada à categoria *outros* (pessoas em geral): "Quando eu me apresentava e gaguejava eu achava que as pessoas riam, que as pessoas tinham alguma outra reação."

Associada às categorias *outros* (pessoas em geral) e *nível motor* (falar): pergunta: "Como era ser gago para você? S6: "Terrível, para todo gago é terrível, (...), eu não gosto de gago, eu não gosto de gago na minha frente. É um problema social, ninguém gosta de ouvir um gago falar"; "Ah! eu quando via um gago na minha frente eu já saía de perto, não gostava, não sei se pra não comparar, (...), eu não gostava muito de gago na minha frente, como ninguém gosta."

Associada à categoria *terapia*: "(...) mudei completamente o enfoque. Agora não tenho mais preconceito."

Associada a não ser gaga e à categoria *outros* (curso de mestrado): "Eu era gaga e isso me prejudicou de certa forma, porque eu deixei de fazer o curso de mestrado por causa disso. Agora eu vou fazer."

Associada às categorias *nível motor* (gaguejar) e *outros* (família), apresentado na última.

Associada às categorias *nível motor* (gaguejar e não gaguejar) e *outros* (família), apresentado na última.

Associado às categorias *nível motor* (gaguejar) e *outros* (telefone), apresentado na última.

Associada às categorias *nível motor* (gaguejar) e *outros* (pessoas em geral), apresentado na última.

Associada à categoria *outros* (pai, filha, sobrinha, cunhado, médico), apresentado nesta.

Associada à categoria *ativação emocional* (angústia), *nível motor* (gaguejar e não gaguejar), *outros* (pessoas em geral), apresentado na última.

Associada à categoria *causa* (na aprendizagem ser taxado), *nível motor* (gaguejar) e *outros* (pai, filha), apresentado na última.

Associada às categorias *nível motor* (falar, não gaguejar e gaguejar) e *terapia*, apresentado na última.

Associada a não ser gaga e às categorias *nível motor* (não gaguejar), *outros* (curso de dicção) e *terapia*, apresentado na última.

Não ser gaga é representado por: "(...) eu era gaga, agora, gaga até três meses (...) atrás."

E representado também associado à categoria *outros* (alunos): "Falaram-me tão bem de vocês (...) que eu vim aqui. Eu vim bancar a vedete. Estou tão feliz."

Associada às categorias *nível motor* (não gaguejar) e *outros* (pessoas em geral): "Eu que sou muito exibida, eu falo: 'sabe que eu estava fazendo curso de gagueira? Eu não gaguejo mais'. 'Sabe que eu estava percebendo isso.' As pessoas não falam, não comentam."

Associada às categorias *nível motor* (falar) e *terapia*, apresentado nesta.

Associada às categorias *nível motor* (gaguejar e não gaguejar) e *terapia*, apresentado nesta.

Profissional é representado por: "Eu sou advogado, exerço o cargo de fiscal do trabalho."

É representada também associada às categorias *nível motor* (não gaguejar) e *ativação emocional* (angústia): "Quando foi na parte profissional, também eu ia me controlando, mas tudo aquilo é uma angústia que nós vamos armazenando."

Associada a ser gaga e às categorias *outros* (pessoas em geral) e *nível motor* (não gaguejar): "Na parte profissional eu sabia que todo mundo achava que eu era gaga, então, eu ia controlando, mas aquele controle é uma parte que você tem que ficar o resto da vida segurando aquilo."

Associada às categorias *nível motor* (falar e gaguejar) e *outros* (juiz e audiência): "(...) eu não era advogada criminalista, então, eu tinha mais que escrever do que realmente falar, né. Mas tinha momentos que eu tinha que falar em audiências e tudo o mais e, ah! eu gaguejava. Engraçado, essa parte nunca me afetou profissionalmente, porque nisso eu via assim que os juízes e a parte contrária nunca se afetaram nessa parte"; "Ah! você pensa que eu não ficava de olho? (...) Agora, quando eu gaguejava na frente do juiz, lógico, eu olhava qual era a reação que o juiz fazia e o juiz continuava normalmente. Aliás tem muitos advogados gagos."

Sorridente é representado associado às categorias *outros* (pessoas em geral), *nível motor* (gaguejar) e *terapia*, apresentado na última.

A categoria *outros* é representada por: pais, família, filha, escola, sobrinha, cunhado, médico, telefone, faculdade, curso de dicção, juiz, audiência, pessoas em geral, curso de mestrado, alunos.

Família é representada associada às categorias *auto-imagem* (ser gaga) e *nível motor* (gaguejar): "Minha família tinha várias pessoas gagas, tanto da parte materna como (...) paterna, então, acontece que todo mundo me taxou de gaga e realmente eu gaguejava pra valer."

É representada, também, associada às categorias *auto-imagem* (ser gaga) e *nível motor* (gaguejar e não gaguejar): "(...) até era um movimento na casa, assim, porque eu era gaga. (...) o movimento em casa era total, né, eu não podia gaguejar mas eu gaguejava, cada vez eu gaguejava mais."

Associada à categoria *nível motor* (gaguejar): "Bom, em casa eu não tinha preocupação de gaguejar, porque se eu gaguejasse, ou não gaguejasse não iria ninguém rir, não iriam me falar nada (...), eu gaguejava mesmo."

Associada à categoria *causa*, apresentado nesta.

Associada às categorias *nível motor* (gaguejar) e *terapia*, apresentado na última.

Pai é representado associado às categorias *nível motor* (falar e não gaguejar: "(...) meu pai me pegava para ler textos didáticos, que ele achava que eu lendo eu melhorava, então, toda noite eu tinha que ficar lendo para ele."

Associado à *auto-imagem* (ser gaga): "(...) e ainda meu pai, graças a Deus, diz que eu nunca vou me curar. Quer dizer, tem essa face negativa também."

Mãe é representada associada à categoria *nível motor* (não gaguejar): "(...) minha mãe me dava água em casca de ovo, que ela ouviu dizer que dava fluência."

Escola é representada associada a *pessoas em geral* e às categorias *nível motor* (falar, gaguejar e não gaguejar), *ativação emocional* (angústia) e *auto-imagem* (gaga): "(...) mas na escola, na hora de falar o presente na aula, no presente você fica segurando, será que eu vou gaguejar, será que não vou. É uma angústia o gago assim que vocês não podem nem calcular (...) e isso foi indo e, sempre quando eu gaguejava, falava assim 'pre-presente' a turma caía na risada. A essa altura é aquela angústia, assim, que você... sistema nervoso, que é realmente de doer. E aquela angústia vai persistindo o resto da noite. Então você se sente assim uma pessoa diferente, não pode falar em público, você não pode falar assim numa rodinha, porque se você engrimpar as pessoas, no mínimo se chocam, eles dão risada. Não te excluem, no meu meio não me excluíam, mas, sabe, havia aquele riso, aquela forma, assim de... então eu me sentia sempre mais quieta (...) se eu podia evitar de ir num lugar eu evitava."

Escola é representada, também, associada à categoria *nível motor* (não gaguejar), apresentado nesta.

Pessoas em geral são representadas, também, associadas às categorias *nível motor* (falar) e *auto-imagem* (ser gaga), apresentado na última.

Associadas às categorias *nível motor* (não gaguejar) e *auto-imagem* (não ser gaga), apresentado na última.

Associadas às categorias *nível motor* (não gaguejar) e *auto-imagem* (ser gaga e profissional), apresentado na última.

Associadas às categorias *auto-imagem* (ser gaga) e *nível motor* (gaguejar), apresentado na última.

Associada às categorias *nível motor* (falar), *ativação emocional* (tristeza) e *terapia*, apresentado na última.

Associadas às categorias *nível motor* (gaguejar), *auto-imagem* (sorridente) e *terapia*, apresentado na última.

Faculdade é representada por: "(...) Agora, só não evitei de ir na faculdade. Chegou na faculdade os trabalhos eram escritos, então eu não sofri, assim, muitos problemas."

Telefone é representado associado às categorias *nível motor* (gaguejar e *auto-imagem* (ser gaga): "Um problema também é o telefone. O telefone pro gago é (...) um horror, porque é a única forma que nós temos de nos expressar. Acontece que a outra pessoa do outro lado, ela percebe, ela cala, ou ela quer te ajudar e você percebe que você é gaga, que você gagueja e não pode se transmitir corretamente."

Filha é representada associada à categoria *auto-imagem* (ser gaga): "(...) Eu disse assim: 'filha eu estou numa fonoaudióloga e vou ficar boa da minha gagueira'. Ela falou: 'até que é bom'. Ela mesma nunca me tinha dito que eu era gaga, mas ela disse: 'até que é bom', quer dizer que isto a incomodava também, mas, de certa forma, ela nunca chegou a me dizer nada. Ela me aceitava. Mas eu não fiquei com medo que ela fosse gaga na época certa. Eu fiquei com o pensamento positivo e achei que ela não ia ser gaga. Graças a Deus e ela não foi."

É representada, também, associada a *pais* e às categorias, *causa* (na aprendizagem ser taxada), *nível motor* (gaguejar) e *auto-imagem* (ser gaga): "Mas ela teve as quebras dela também na aprendizagem, mas sabe quando você não quer admitir uma gagueira no filho, então, eu não tomei conhecimento. Porque, justamente, a gagueira é na aprendizagem, quando a gente começa, aí começa a ser taxado. Então, se minha filha teve as quebras dela no desenvolvimento da aprendizagem, eu não tomei conhecimento, coisa que não aconteceu com meus pais. Eles fizeram aquele alarde, tinham uma filha gaga."

Sobrinha, cunhado e médico são representados associados à categoria *auto-imagem* (ser gaga): "Aconteceu com minha sobrinha. Na fase da aprendizagem ela começou gaguejar. Então, meu cunhado muito apavorado foi correndo ao médico e disse, (...) porque ela tinha muita proximidade comigo, que seria o caso de tirá-la do meu contato. O médico disse que não havia necessidade, que era pra esquecer a gagueira dela e, normalmente, ela começou a falar."

Médico é representado, também, associado às categorias *nível motor* (gaguejar) e *causa* (disritmia), apresentado nesta.

Curso de dicção é representado associado à categoria *nível motor* (gaguejar e não gaguejar): "Em 69 eu fui num curso de dicção, então me ensinaram a respiração. No começo foi ótimo, eu segurava, saía bem (...), mas depois não resolveu." "Apenas a respirar antes de gaguejar." "Controlar pela respiração... era só assim, na hora que ia gaguejar, pra parar." "Porque depois que você deixa de usar aquela técnica, aí piora, é porque aí eu vi que não tinha (...) que eu falhava realmente, então, aí eu não me preocupei mais, aí eu comecei a gaguejar até mais."

Associado às categorias *nível motor* (gaguejar e não gaguejar), *auto-imagem* (ser gaga e não ser gaga) e *terapia*, apresentado na última.

Juiz e audiência é representado associado às categorias *nível motor* (falar e gaguejar) e *auto-imagem* (profissional), apresentado na última.

Curso de mestrado é representado associado à categoria *auto-imagem* (ser e não ser gaga), apresentado nesta.

Alunos são representados associados à categoria *auto-imagem* (não ser gaga), apresentado nesta.

A categoria *nível motor* é representada por falar, gaguejar, não gaguejar e propriocepção.

Gaguejar é representado por: Pergunta: "Você sabia exatamente que hora que ia acontecer?" S6: "Ah, sim, porque o bloqueio é continuo (...) Pergunta: "Como é que você pressentia?" S6: "Porque não sai."

E representado, também, associado a *falar*: "O bloqueio se torna tão imanente à pessoa que é natural, é a forma de falar."

Associado a não gaguejar: "(...) porque se eu tivesse que usar uma palavra eu não usava, que eu ia perceber assim. Eu tinha muito, as palavras que começavam com 'a'. Eu bloqueava. Então eu trocava a palavra e, às vezes, não era muito feliz aquela troca, né." "(...) a gagueira tem um ritmo e a gente dança naquele ritmo."

Associado à categoria *ativação emocional* (descarga maior): "Agora, é lógico, quando você está numa descarga maior, você gagueja mais."

Associado a falar, às categorias *outros* (pessoas em geral) e *auto-imagem* (ser gaga): "Agora, uma coisa que é horrível é falar o nome, na hora que você vai falar o nome te dá aquele bloqueio." "(...) meu nome, eu vou me apresentar, então eu digo é 'I Izabel', então, a pessoa ri, ou a pessoa fica quieta, sei lá, mas é um problema, porque é aquela forma de você estar se apresentando gaga." "A coisa que eu mais detestava era falar o meu nome, por isso que eu falei meu nome agora."

Associado à categoria *terapia*: "Eu estou preparada psiquicamente (...) que pode ter esse bloqueio e depois continuar. Na própria terapia tem essa preparação e, de vez em quando, eu gaguejo, aí eu dou aquela paradinha e continuo. Eu gaguejo como toda pessoa pode gaguejar."

Associado às categorias *terapia* e *ativação emocional* (não ter medo): "(...) eu posso gaguejar, não tenho medo do gago."

Associado a falar e à categoria *terapia*: "É, a base é essa, é mandar o gago falar e valorizar a fala. Valorizando a fala a gagueira perde a importância que nós damos. Essa é a base." "Todo gago usa força para falar. Então, uma das coisas que me chama mais atenção, agora, é o não uso da força, porque pra toda pessoa normal, a gente, não usa força, a fala sai naturalmente, agora pro gago não, pro gago tem que fazer uma força mesmo." "Aquilo é perfeitamente dele, ele não sabe que não vindo a força ele falaria do mesmo jeito."

Associado a falar e às categorias *outros* (juiz e audiência) e *auto-imagem* (profissional), apresentado na última.

Associado às categorias *auto-imagem* (ser gaga) e *outros* (família), apresentado na última.

Associado a não gaguejar, e às categorias *auto-imagem* (ser gaga) e *outros* (família), apresentado na última.

Associado às categorias *auto-imagem* (ser gaga) e *outros* (telefone), apresentado na última.

Associado às categorias causa (na aprendizagem ser taxado), *auto-imagem* (ser gaga) e outros (pais e filha), apresentado na última.

Associado a não gaguejar e à categoria *outros* (curso de dicção), apresentado na última.

Associado às categorias *outros* (médico) e *causa* (disritmia), apresentado na última.

Associado às categorias *outros* (família) e *terapia*, apresentado na última.

Associado às categorias *auto-imagem* (sorridente), *outros* (pessoas em geral) e *terapia*, apresentado na última.

Associado a não gaguejar e à categoria *terapia*, apresentado nesta.

Associado a não gaguejar e às categorias *auto-imagem* (ser e não ser gaga), *outros* (curso de dicção) e *terapia*, apresentado na última.

O *não gaguejar* é representado por: "Ah! pressentia, ah! troca de letra e você troca a palavra." "É segurar a respiração ou calar a boca. Esse é o mais fácil. Agora, quando eu tinha que falar mesmo eu tinha o método da respiração (...) mesmo criança": "(...) tem fases que a gente passa uma boa fase sem gaguejar, tem fases boas."

É representado, também, associado à categoria *outros* (escola): "(...) inclusive de pequena a gente tem esse controle, porque na hora da chamada eu tinha esse controle. Às vezes eu ficava assim: 'bom eu vou respirar pra falar presente de uma vez só'. E se eu falasse presente de duas vezes a classe ria. Então, eu tinha que me equipar por assim dizer. Eu tinha os meus truques (...) desde pequena."

Associado às categorias *outros* (pessoas em geral) e *auto-imagem* (não ser gaga), apresentado na última.

Associada às categorias *outros* (pessoas em geral e *auto-imagem* (profissional e ser gaga), apresentado na última.

Associado à *ativação emocional* (angústia) e à *auto-imagem* (profissional), apresentado na última.

Associado a gaguejar e às categorias *auto-imagem* (ser gaga), *ativação emocional* (angústia) e *outros* (pessoas em geral e escola), apresentado na última.

Propriocepção é representada sempre associada à categoria *terapia* e é apresentada nesta.

Falar é representado associado a gaguejar, conforme apresentado neste.

É representado, também, associado a gaguejar e à categoria *terapia*, apresentado em gaguejar.

Associado às categorias *outros* (pessoas em geral) e *auto-imagem* (ser gaga), apresentado na última.

Associado a não gaguejar e à categoria *outros* (pai), apresentado nesta.

Associado a gaguejar e às categorias *auto-imagem* (ser gaga), e *terapia*, apresentado na última.

Associado a gaguejar e à categoria *terapia*, apresentado na última.

Associado a *outros* (pessoas em geral), *ativação emocional* (tristeza) e *terapia*, apresentado na última.

A categoria *ativação emocional* é representada sempre associada a outras categorias, a saber:

Angústia associada às categorias *nível motor* (não gaguejar) e *auto-imagem* (profissional), apresentado na última.

Associada às categorias *nível motor* (gaguejar e não gaguejar), *auto-imagem* (ser gaga) e *outros* (escola e pessoas em geral), apresentado na última.

Descarga maior associada à categoria *nível motor* (gaguejar), apresentada nesta.

Não ter medo, associado às categorias terapia e nível motor (gaguejar), apresentado nesta.

Tristeza, associada às categorias outros (pessoas em geral), nível motor (falar) e terapia, apresentado na última.

A categoria causa é representada por hereditariedade, disritmia e na aprendizagem ser taxada.

Hereditariedade é representada associada à categoria outros (família): "Eu tinha na minha cabeça algo hereditário, porque acontece o seguinte: eu tinha muitos parentes gagos, tanto na parte materna como (...) paterna, então, eu achei que, de certa forma, era (...) hereditário;"

Disritmia é representada associada às categorias outros (médico) e nível motor (gaguejar): "Eu tenho uma pequena disritmia, tratei com médico, tudo bem, então o médico chegou e disse assim: 'essa gagueira é da disritmia'. Então, eu estava crente que era da disritmia. Pra ele foi fácil dar aquela... Então, eu nunca mais me preocupei. Eu achava que o normal era assim."

Na aprendizagem ser taxada é representado associado às categorias auto-imagem (ser gaga), nível motor (gaguejar) e outros (pais e filha), apresentado nesta.

A categoria terapia é representada por: "Ah, mas acontece o seguinte, a gente precisa chegar em casa e pensar e aplicar, (...), eu fui para tomar aquilo como norma de vida e era vontade mesmo que eu tinha."

É representada, também, associada às categorias outros (família) e nível motor (gaguejar): "Bom, eu exercitava muito em casa, com o pessoal de casa, no meu círculo familiar antes, né. Com os meus parentes, então, eu exercitava. Agora, com a terapeuta eu tinha umas recaídas, também, eu acho que eu até recaía mais com a terapeuta do que propriamente em casa."

Associada a nível motor (falar): "(...) mas até a terceira visita foi muito duro. Até a terceira vez você diz assim: 'mas será que essa mulher está certa, ou eu estou errada?'. Você não coaduna porque é uma remodelação do teu falar. Então você fica dizendo assim: 'será que ela está certa? Será? Você se questiona'."

Associada à auto-imagem (não ser gaga): "Eu chego lá, aí ela me diz assim: 'porque você não é gaga'; ela começou naquela terapia de me convencer, é uma remodelação, você tem que se reestruturar toda."

Associada à auto-imagem (não ser gaga) e nível motor (falar): "No começo foi o tal negócio, você precisa se convencer de que ela está certa.

Então no princípio foi assim, 'deixa eu ver se ela está certa'. Então ela começou a dizer que eu não tinha lesão nenhuma. Você fica imaginando: 'bom, eu lesão não tenho, o meu psiquê é o mesmo que o da minha colega que não gagueja; e a fala, o meu aparelho da fala é o mesmo'. Então quando você, começando a se conscientizar que aquilo que ela está falando tem fundamento, então aí você começa a aplicar."

Associada a *outros* (pessoas em geral), *nível motor* (falas) e *ativação emocional* (tristeza): "Um dia eu falei pra terapeuta: 'ah! eu estou tão triste, (...), porque na minha função eu encontro muitas pessoas, tenho que me apresentar, tenho que dar o nome e as pessoas riem!'"

Associada a *outros* (pessoas em geral), *auto-imagem* (sorridente) e *nível motor* (gaguejar): "Então ela disse: 'bom então você vai fazer uma estatística de vinte pessoas, você vai me dizer quem ri e quem não ri'. Ninguém ria, era eu que ria, né, porque eu sou sorridente, então, eu ia começar a gaguejar, então eu dizia: 'bom, agora vai se machucar', né e eu ria. Então as pessoas na minha influência riam também, né e quando eu falava seriamente, não. Agora as crianças riem; as crianças sim, mas o adulto não ri. Até a gente se conscientizar, né, até a gente chegar no estágio que eu estou, tem muito trabalho."

Associada à *auto-imagem* (ser gaga) e a *nível motor* (falar, não gaguejar e gaguejar): "Eu dava mais ênfase à gagueira do que à fluência; o gago sempre pensa assim, pensa na gagueira, não pensa que ele fala. Justamente a terapia (...) foi ao contrário. Ela disse: 'não, você tem que falar, se você gaguejar é uma contingência'. Agora eu dava ênfase à gagueira, eu não falava porque eu achava que era gaga."

Associada à *auto-imagem* (não ser gaga) e a *nível motor* (gaguejar e não gaguejar): "Mas não é que você deixa de gaguejar não. Agora eu comecei assim: 'bom, eu não sou gaga', mas eu gaguejava, então me chamava a atenção, aí eu também peguei uma muleta, eu respirava, tava errado, foi um vício, eu também tive que tirar esse vício da respiração (...) aí, quando eu deixei de respirar, aí já flui melhor."

Associada a *nível motor* (gaguejar e não gaguejar): "(...) eu tinha uma tensão assim tão grande e, conforme eu fui deixando de gaguejar, foi se aliviando e eu não tenho mais nada."

Associada a *nível motor* (gaguejar e propriocepção): "(...) porque quando a gente começa a estar gaguejando, tem que dar parada, deixar em repouso o lábio para depois continuar."

Associada a *nível motor* (falar e gaguejar): "Era um papo, a gente começa a papear, papear e depois ela chegava naquele ponto, mais naquela parte básica do falar, que eu tinha que falar, não dar aquela ênfase à gagueira, tem que dar ênfase ao falar (...). No final da terapia, ela dizia assim: 'você devia ter feito assim'. Daí ela corrigia, comentava e a ênfase toda foi mesmo no falar. Eu tinha que aproveitar o aparelho que eu tinha."

Associada a *nível motor* (falar – gaguejar e propriocepção): "Agora, depois de diversas terapias, aí eu comecei a fazer propriocepção. Aí eu fazia. Então eu comecei a (...) treinar as consoantes, treinava, aí, com isso, mas eu senti uma diferença, eu comecei a sentir uma leveza nos lábios, coisa que o gago sempre sente força. A gente fala e fala com força, a gente não sente essa rigidez, insensibilidade, então você começa, com os exercícios, a sentir justamente o contrário, a sentir leveza, a ter aquela sensibilidade, a sentir aquela diferença. Mas essa sensibilidade, você pode ir fazendo o exercício à vontade e eu fui fazendo. Então, eu sentia aquela sensibilidade aflorar. Eu tinha persistência."

Associada a *outros* (curso de dicção), à *auto-imagem* (ser gaga e não ser gaga) e à *nível motor* (gaguejar e não gaguejar): "Foi radical o tratamento, porque a outra simplesmente me ensinou uma técnica, agora a terapeuta, justamente ao contrário. Ela dizia que a gagueira não existia, que eu não tinha nenhum mal, que não tinha uma lesão, que o meu psiquê era igual ao de todo mundo. Então foi radical, porque a outra continuou dizendo que eu era gaga, apenas ela me ensinou uma técnica. Foi só uma técnica, ela não me tratou. Porque, depois que você deixa de usar aquela técnica, aí piora, é porque aí eu vi que não tinha..., que eu falhava, realmente, então, aí eu não me preocupei mais, aí eu comecei a gaguejar até mais."

Associada a *nível motor* (gaguejar), apresentado nesta.

Associado à *ativação emocional* (não ter medo) e a *nível motor* (gaguejar), apresentado na última.

Comparando este discurso ao dos demais sujeitos gagos, novamente encontramos representados os elementos que configuram as circunstâncias em que a imagem de si como mau falante se desenvolve a desencadeia o processo da gagueira.

Das associações corre as representações das categorias *auto-imagem* (ser gaga), *outros* (familiares – mãe e pai) e *nível motor* (gaguejar e não gaguejar), vemos emergir o processo de rotulação de gaga que S_6 vivenciou, assim como o processo da criação de um paradoxo sobre a atividade de fala, uma vez que o comportamento do pai de fazê-la ficar lendo todas as noites, achando que assim ela melhoraria, mediava a não-aceitação da sua forma de fala, ao mesmo tempo que não mostrava qual seria a resposta adequada.

Nesta seqüência S6 vai relatando fatos de sua vida, que revelam a imagem de si como mau falante e reproduzem a lógica da gagueira encontrada nos demais sujeitos.

Da representação da situação de escola emerge o comportamento de uso de truques para falar – ficar segurando a respiração para falar presente de uma só vez – o processo de antecipação de falhas na fluência e reação de riso dos colegas, como circunstâncias interligadas.

Por trás da representação da situação de faculdade, percebemos a afirmação de problemas para falar.

Na representação da situação com o telefone, considerada como um horror, novamente vemos representada a imagem de si como mau falante com a reação dos outros, o mesmo acontecendo com a representação de pessoas em geral.

Já na representação de sua *auto-imagem* como profissional, relacionada a *outros* (juiz e audiência), encontramos a afirmação de si como gaga com a conseqüente necessidade de controle sobre a fala, de um lado, e de outro, a afirmação de que o gaguejar nunca a afetou nessa parte, referindo em adição que os outros mencionados nunca se afetavam, continuavam normalmente quando ela gaguejava. Este aspecto será retomado mais adiante.

Na representação do curso de dicção, vemos o processo de instalação de um truque e, portanto, reforço da gagueira, na medida em que não se questionou a *auto-imagem* de gaga, mas se tratou apenas do *nível motor*, ensinando-lhe algo para evitar de gaguejar. Na realidade, neste caso, podemos considerar que se tratou de um refinamento do truque, uma vez que S6 refere usar a respiração para evitar de gaguejar desde criança.

Como vimos na análise do discurso de outros sujeitos, a situação inicial de paradoxo que se cria sobre a fala, se reproduz em comportamentos igualmente paradoxais que constituem a gagueira. Assim, o truque a que nos referíamos é duplamente paradoxal, uma vez, porque mostra a integridade do sistema fonoarticulatório e, portanto, a não-necessidade de sua existência e outra ainda, porque visa desencadear a fluência e com isso afirma a gagueira. Desta forma, a gagueira é tanto mais presente quanto mais o sujeito procura evitá-la, independente de estar ou não produzindo quebras na emissão sonora, já que, como vimos, ele pode simplesmente não usar as palavras em que antecipa quebras. Nestas condições, conforme vários sujeitos representaram e também é previsto pela teoria da interação paradoxal, gera-se tensão, o que quer dizer que a fala na gagueira está associada a ela. Assim, podemos entender por que S6 refere que o gago usa força para falar e que o evitar gaguejar é uma angústia. Além disso, os comportamentos para não gaguejar, exatamente por serem paradoxais e envolverem tensão, têm sua eficiência dependente das relações do indivíduo com o meio, de forma que, como diz S6, numa descarga maior a gagueira aumenta.

Em todos esses fatos vemos as quatro categorias: *auto-imagem, outros, nível motor* e *ativação emocional,* como básicas para a compreensão do processo de criação, desenvolvimento e manutenção da gagueira.

S6, entretanto, é um sujeito que conta sua história de gagueira colocando-se fora dela, representando e relacionando a sua lógica a uma outra que se lhe contrapõe e que emerge da categoria *terapia.*

Assim, na categoria *auto-imagem* encontramos uma nova e significativa representação: a de não ser gaga. Se no sujeito S_4 tínhamos uma contradição na *auto-imagem,* ou seja, a representação de um eu gago que também podia ser um não eu-fluente, no sujeito S6 temos a negação do ser gago.

Esta negação, conforme conta S6, emerge da relação terapêutica, com o contraste criado entre as suas representações e as afirmações da terapeuta sobre a integridade do seu organismo, provocando um processo de questionamento e uma mudança de enfoque, uma reestruturação.

A categoria *outros,* que na lógica da gagueira se caracteriza por reafirmar a auto-imagem de mau falante e a necessidade de falar bem, encontra, também, pela relação terapêutica, uma negação do seu processo. S6 refere-se marcadamente à reação de riso dos outros diante de sua forma de fala. Numa pesquisa que faz a esse respeito por sugestão da terapeuta, porém, descobre que ao antecipar a ocorrência de gagueira, é ela a primeira a rir, representando-se como sorridente e a risada dos outros acontece por influência sua. Quando fala, seriamente, isto não ocorre. Mostra-se assim que a representação da *auto-imagem* como profissional, associada a *outros* (juiz e audiência) anteriormente referida, em que tinha que se manter séria pela própria exigência formal da circunstância e prosseguir com seu discurso, independente da existência ou não de gagueira, enquanto os outros, necessariamente, e também com a seriedade exigida, tinham que aguardar o desfecho da infirmação, implica em que a gagueira não a afetou profissionalmente, pelo seu próprio comportamento e não apenas pela sua observação de que os outros não se afetavam.

Isto confirma as palavras de Van Riper que escreve que quem mais reage à gagueira é o próprio gago, de modo que o outro apenas compartilha estas reações e reflete-as, o que também é confirmado pela pesquisa de Krause, e com isso, sem querer, confirma suas expectativas.

Podemos nos referir, deste modo, a dois momentos distintos de relação dos *outros* com o processo da gagueira. O primeiro, é o momento da não-aceitação da forma de fala e criação de um paradoxo sobre ela no qual a reação do outro está colaborando na formação de uma identidade de mau falante que deve ser ocultada. O segundo, é um momento em que essa identidade já está formada e por ser em si paradoxal, na medida em que deve ser ocultada, faz com que o sujeito distorça a sua relação com a realidade na qual o outro pode ser colocado numa situação de reforço ou não, da gagueira, independente de sua vontade.

A categoria *ativação emocional*, também contém uma representação que emerge da associação com as categorias *terapia* e *nível motor* (gaguejar) que é a negação das representações dos sujeitos anteriores. Poder gaguejar, não ter medo da gagueira.

Na categoria *nível motor*, as representações do gaguejar e não gaguejar, como para S4, estão associadas como dois lados de uma mesma moeda. Quer dizer: o gaguejar que igualmente aos demais sujeitos é representado pelo bloqueio, ou pela fala que não sai, contém, também, a antecipação deste bloqueio (no caso de S6 nas palavras que começam com 'a'), a troca de palavras, ou o truque disparador de fluência (neste caso segurar a respiração), caracterizado por S6 como o ritmo próprio da gagueira.

Nas representações do não gaguejar, S6 se refere à existência de fases sem gaguejar, consideradas como fases boas, antes de ter iniciado o processo terapêutico mostrando, como nos demais sujeitos, a integridade da sua capacidade de falar fluentemente, embora essa constatação seja desnecessária, pois a própria seqüência dos fatos a torna evidente.

De acordo com a relação terapêutica, uma nova representação emerge na categoria *nível motor*: a propriocepção, ou seja, as informações que recebemos do nosso organismo a respeito do estado dos nossos músculos, tendões e ossos quer estejam parados, ou em movimento.

S6 refere que na terapia desenvolveu a via proprioceptiva por meio de exercícios e pode sentir leveza nos movimentos articulatórios o que: novamente, criou um contraste que permitiu perceber o excesso de força empregada no gaguejar. Com isto se abre um novo conjunto de representações que se referem à relação entre a fala e a gagueira, mostrando, como em S_4, que a gagueira implica uso de força para falar e acrescentando a insensibilidade, ou a não-percepção pelo gago, desta rigidez. Isso, como já vimos, diz respeito ao fato desta força não estar voltada para si mesma, mas para a necessidade de falar bem que, como diz S6, a torna imanente à pessoa, natural à sua forma de falar.

O desenvolvimento proprioceptivo, portanto, conforme refere S6, fez sua sensibilidade aflorar, fazendo-a sentir a possibilidade de leveza dos movimentos, ou, em outras palavras, a sua capacidade de ser fluente, criando com isso a negação do significado da antecipação de quebras na fluência e da conseqüente necessidade do uso de truques. Repetindo as palavras de S_6, a respiração era como uma muleta, um vício que teve que superar e a tensão que antes era grande, conforme foi deixando de gaguejar, foi se aliviando, de forma que ela agora não tem mais nada. O não gaguejar, assim, adquire uma nova conotação representando o equivalente a não se considerar mais gaga.

S6, então, apresenta-nos uma nova lógica que se contrapõe à da gagueira, centrada na sua capacidade de fala, ou no aproveitamento do seu aparelho de fala, como ela diz, na qual a ênfase está no falar e não mais no gaguejar. Este, por sua vez, é representado como algo que pode-lhe acontecer como a qualquer um, isto é, como uma contingência do falar.

Neste contexto, parece-me importante comentar a afirmação de S_6 de que se gagueja, dá uma paradinha e continua, no sentido de que isto poderia dar margem para se supor um novo truque. Entretanto, no comportamento referido não há nenhuma alusão à evitação da gagueira, ao contrário, ele é coerente com o poder gaguejar. A parada, por sua vez, é coerente com o desenvolvimento proprioceptivo, no sentido de que previne que diante de uma quebra da fluência a velha história da gagueira seja reativada, levando ao esforço para falar, permitindo sentir a capacidade de movimentos com leveza, abrindo assim a possibilidade de uma nova resposta diante da quebra da fluência e reassegurando o potencial articulatório.

Vimos com o discurso de S6, que por meio de um processo terapêutico que tratou da recuperação da capacidade articulatória, associada à modificação da imagem de si como mau falante, houve possibilidade de modificar também as reações habituais diante das relações de comunicação, o que em outras palavras significa dizer que houve superação da manifestação da gagueira. E, sobretudo, mais representativa do que esta análise é a falta de S6, para a qual o rótulo de gaga certamente não seria pertinente.

Sujeito 7

As categorias que emergem do seu discurso são:
- *projeto;*
- *auto-imagem;*
- *nível motor;*
- *outros;*
- *ativação emocional;*
- *forças divinas;*
- *fatalismo;*
- *causa.*

A categoria *projeto* é representada por afirmação e elaboração do *projeto*, negação do *projeto* e dúvida sobre o *projeto*.

A afirmação e elaboração do *projeto* é representada associada à categoria *nível motor* (falar) por: "Emprego todas as minhas forças num objetivo, a fala, sei que na vida prática necessitarei de uma boa fala"; "Vejo agora que para tornar minha fala perfeita, terei que fazer um esforço sobre-humano, pois vejo que todo esforço que fiz até aqui foi em vão"; "Tentarei mais uma vez, uma das dezenas de vezes em que tentei melhorar da fala. Mesmo que os gigantes não tomem conhecimento, mesmo que não dê certo mais uma vez, mesmo que caia com violência do cavalo, tentarei, porque sempre que se tenta uma chance, uma centelha brota e as possibilidades de cura melhoram. Tenho que continuar a viver não tenho? Pois viverei tentando"; "Parece que cada dia que passa torna-se cada vez mais difícil, seria como conter uma bola de neve, pois cada instante que se espera, mais difícil será contê-la."

É representada também, associada à categoria *nível motor* (respirar e voz): "A partir deste dia e hora eu me comprometo a respirar fundo o dia inteiro com o intuito de melhorar minha voz."

Associada à categoria *nível motor* (respirar e falar): "Nos dias que se passaram andei relaxando na respiração funda. Agora compreendo como é importante a respiração, que é um meio, senão o único, de falar perfeitamente"; "Ando relaxando a respiração funda (...), devo melhorar, não tenho seguido o pacto religiosamente, se o fizesse estaria falando bem melhor."

Associada à categoria *nível motor* (falar, gaguejar e respirar): "Neste instante inicio o meu 2.º pacto: até eu não me curar completamente da fala, eu não vou parar de respirar fundo o dia inteiro. Vou falar tudo o que me vier na cabeça. Vou conseguir, vou conseguir, vou conseguir. (...).

Estou completamente curado da gagueira; provavelmente, até então, não tomarei mais este diário, a não ser no dia em que eu escrever tais palavras"; "O segredo é fazer minha fala uma coisa perfeita, automatizada, trabalhada e, não só na hora de falar terei que respirar fundo, mas sim todo o dia. Ou tento de uma vez curar-me da fala, ou não tento, não existe meio-termo."

Associada à categoria *outros* (aulas): "Pacto se fortificando dia a dia"; "Esta semana deverei continuar o pacto mais consciente, pois na semana que vem (...) as aulas começarão."

Associada às categorias *nível motor* (falar) e *outros* (pessoas em geral): "Minha vida seria bem melhor com uma fala perfeita, com a qual poderia me relacionar intimamente com as pessoas."

Associada à categoria *nível motor* (gaguejar) e *outros* (aula): "A primeira semana de aula foi razoavelmente melhor do que as outras, no sentido da minha gagueira. O que não deve acontecer de modo algum é parar com o pacto."

Associada à categoria *nível motor* (falar) e *outros* (colegas): "Notei sensível melhora de fala com os colegas (...) continuarei o pacto."

Associada às categorias *nível motor* (falar, gaguejar e respirar), *auto-imagem* (autoconfiança) e *ativação emocional* (medo): "Tenho que colocar um ponto final nisso tudo"; "Vou sacrificar a tarde no clube para recondicionar, criar confiança, repelir o medo, levantar o cavalo caído na estrada. Vou ler o dia inteiro, sempre que eu errar repetirei bastante até acertar e sempre respirando fundo. Não ficar prostrado, mexer, agir."

Associada às categorias *nível motor* (gaguejar e voz), *causa* da piora (nenhuma): "Gaguejando do mesmo jeito, decaindo do estado quase bom. Razão, nenhuma (...) lutar, lutar, olvidar tudo o mais, (...) voz perfeita, (...) dominar o corpo que é como um cavalo xucro, (...) eu espírito, tenho que me manter acima do mesmo, um dia dominarei este cavalo."

Associada às categorias *auto-imagem* (autoconfiança) e *nível motor* (gaguejar): "Enunciarei meu último pacto, será um ano sem amolecer, se após isto tudo ainda estiver gago, desisto, se estiver curado, vitória. Não haverá meio-termo, ou consigo ou não. A gagueira é como uma enorme pedra que tenho de remover, ela está impedindo o caminho, não há contornos, minha evolução depende disto, se eu não mostrar que sou forte, minha vida será um verdadeiro fracasso."

Associada às categorias *nível motor* (falar e respirar) e *forças divinas*: "Base do pacto: acordo com as forças do bem, ajudo no que for possível ao meu semelhante e, portanto, a mim mesmo"; "A ação e reação é a 2.ª parte do pacto: a fala perfeita virá quando eu empregar todas as minhas energias num motivo sublime: o da evolução. Diretrizes para 1982: 1. respirarei fundo recolhendo energia e grana para empregar numa fala perfeita; 2. diminuirei (extinguirei de vez, além de difícil e perigoso a meu ver) a atividade sexual (masturbação) para acumular energia; 3. Converterei os possíveis problemas em mais energia para a minha caminhada; 4. procurarei, na medida do possível, ajudar ao próximo; 5. relatarei todas as minhas sensações e resultados nas páginas que se seguem; 6. procurarei sempre ver o lado bom das coisas; 7. reduzirei os problemas do cotidiano, apenas comparando-os com o objetivo maior."

Associado à categoria *forças divinas*: "O pacto ainda está em pé, o pacto com as forças do bem sempre estar em pé."

Associado à categoria *fatalismo*: "O único meio que vejo agora para sair deste buraco, seria o de apagar todo o passado que é irreversível e inalterável e pensar da seguinte maneira: O futuro depende do presente, portanto, vamos caprichar na tentativa de melhorar a fala. O meu melhor presente será, certamente, se eu continuar com o pacto, pois nada estarei perdendo. Desistir seria cair num poço fundo. Devo viver o presente com uma ilusão, pois terei mais chances de ajudar meu semelhante do que abafado pelo fatalismo que já marcou o dia da minha cura de fala."

Associado à categoria *nível motor* (falar e gaguejar), apresentado nesta.

Associado à categoria *auto-imagem* (gago), *outros* (seminário) e *nível motor* (gaguejar), apresentado na última.

Associado às categorias *nível motor* (falar e gaguejar), *auto-imagem* (gago) e *forças divinas* como *causa* da gagueira, apresentado na última.

Associado às categorias *nível motor* (falar), *ativação emocional* (desespero, ansiedade e descontente) e *auto-imagem* (gago), apresentado na última.

Associado à categoria *ativação emocional* (raiva), apresentado nesta.

A negação do *projeto* é representada por: "Ultimamente, aliás durante toda a minha vida, desperdicei muita energia, principalmente no falar."

É representada, também, associada à categoria *nível motor* (falar): "Falar bem e piorar, isso já aconteceu tantas vezes que não tenho mais esperanças de alçar uma melhora definitiva."

Associado às categorias *nível motor* (respirar e gaguejar) e *auto-imagem* (autoconfiança): "Faço um esforço sobre-humano para respirar fundo o dia inteiro e procuro o momento da cura incansavelmente. Cada vez que erro é uma nova conscientização: – a partir deste momento não vou errar mais, respirarei fundo etc. De tanto tentar creio que tudo está desgastado, isto é, perdi a confiança em mim mesmo (...) as ilusões desmoronaram."

Associado às categorias *ativação emocional* (desespero) e *fatalismo*: "Às vezes penso que minha cura de fala seria como pegar no sono, ou seja, quanto mais penso em me curar, mais desesperado fico e mais se retarda a cura ao passo que se eu ignorasse o fato, a cura poderia aparecer como um milagre."

Associado às categorias *ativação emocional* (angústia) e *auto-imagem* (gago): "Sinto-me angustiado, com vontade de não viver mais, o passado foram sonhos e ilusões, continuei gago desde que comecei a falar, foi tudo tempo perdido, não mostrei minha fibra, não tive garra para alçar uma fala perfeita."

Associado às categorias *nível motor* (falar) e *fatalismo*, apresentado na última, quando diz que se a vida é fatalista de nada adianta seu esforço, pois no dia determinado estará curado e houve desperdício de energia com o projeto; diz que não tem mais energias para continuar com o pacto.

A dúvida sobre o *projeto* é representada associada à categoria *nível motor* (falar): "As forças empregadas para a melhoria da minha fala se esvaem (...) será que tudo isso que estou fazendo vai dar resultado? A dúvida deve ser eliminada antes que atinja grandes proporções, encarando a situação sem sentido de retrocesso."

É representada, também, associada às categorias *nível motor* (falar), *ativação emocional* (desespero) e *auto-imagem* (potencialidades adormecidas), apresentado na última, em que S7, diz que a única coisa que lhe importa é adquirir uma fala perfeita e se pergunta se realmente está preparado para falar corretamente, se fará bom uso da fala.

Associado às categorias *nível motor* (falar e gaguejar) e *auto-imagem* (potencialidades adormecidas), apresentado na última, onde S7 se pergunta quanta energia terá que gastar para conseguir uma fala perfeita.

A categoria *auto-imagem* é representada por gago, autoconfiança e potencialidades adormecidas.

Gago é representado por: "Verificação através de uma peça que assisti ("O juiz de paz da roça"): o gago após ter sido enjaulado na época antiga para servir de elemento de divertimento, ainda hoje tem a mesma função. (...) Creio que o gago sempre será motivo de gargalhadas"; "Cheguei à conclusão de que não sei dormir, mesmo em férias consigo me preocupar, desse jeito sempre serei gago."

E representada também associada à categoria *nível motor* (respirar): "Estou quase admitindo que meu defeito não é ser gago e sim, não saber respirar."

Associada às categorias *outros* (colegas, namoradas, bailes, passear, pessoas em geral, amizades): "(...) a falta que faz para um adolescente de dezesseis anos uma fala perfeita, vejo meus colegas namorarem, ir em bailes, passear e eu? Só observo. Gostaria de fazer parte dessa massa desorientada. Faltam amizades de ambos os sexos, namoradas."

Associada às categorias *outros* (seminário) e *nível motor* (falar): "Não me vejo falando bem e vejo que se aproxima a data do seminário. Não entendo por que sou gago, não entendo por que às vezes falo perfeitamente bem; meu aparelho fonador é exatamente o mesmo."

Associado às categorias *outros* (pessoas em geral, garotas) e *nível motor* (gaguejar): "Penso no mundo de humilhações que terei de enfrentar se não me curar da gagueira. Ninguém, nem mesmo garotas, vai dar valor a um gaguinho. De repente sua face começa a fazer caretas e não consegue nem falar."

Associado às categorias *outros* (emprego, pessoas em geral, garotas), *nível motor* (falar) e *causa* da gagueira (não saber): "Ao procurar emprego daqui a alguns meses, me vejo sendo passado para trás por pessoas que não entendem nada de nada, mas que sabem embromar. Será que algum empregador gostaria de ter um gago na sua firma? Será que alguma garota se interessará por um gago? Até quando serei gago? Enfim, por que sou gago?".

Associado às categorias *outros* (garotas amigos), *nível motor* (falar) e *ativação emocional* (medo): "A verdade é que queria uma fala perfeita para poder conversar com garotas, amigos, contar piadas, enfim, aparecer um pouco e não ficar isolado, com medo de falar."

Associado às categorias *outros* (garotas), *nível motor* (falar) e *ativação emocional* (inveja): "Não consigo me conformar em ser gago (...). Eu não me aceito como gago! Sinto inveja dos que possuem uma fala perfeita (...) podem contar fatos, piadas, galantear garotas, explanar suas opiniões etc."

Associado às categorias *nível motor* (falar), *ativação emocional* (ansiedade, desespero e descontente) e *projeto* (afirmação e elaboração): "Vou escrever para tirar a ansiedade que me domina neste instante por eu estar descontente com a minha condição de gago e por tentar desesperadamente melhorar a dicção. É nesse ponto que eu não vivo o presente, mas sim o futuro no qual deposito todos os meus desejos. Busco desesperadamente um instante de renovação, ou seja, o instante que demarque a minha vida de gago com a vida esperada cheia de energia. Digo para mim mesmo, eu não estarei contente em receber meu diploma se não me curar da gagueira."

Associado às categorias *projeto* (afirmação e elaboração), *outros* (seminário) e *nível motor* (gaguejar), apresentado na última.

Associado às categorias *nível motor* (falar e respirar), *ativação emocional* (chorar e calma) e *outros* (seminário e classe), apresentado na última.

Associado a potencialidades adormecidas e às categorias *nível motor* (gaguejar) e *outros* (emprego e entrevista) apresentado na última.

Associado às categorias *nível motor* (falar), *outros* (pessoas em geral) e *ativação emocional* (angústia, tristeza), apresentado na última.

Associado às categorias *nível motor* (gaguejar), *outros* (parentes) e *ativação emocional* (angústia), apresentado na última.

Associado às categorias *nível motor* (falar e gaguejar), *outros* (chegados, uma pessoa, pessoas em geral e sobrinho) e *causa* da gagueira (*fatalismo* e *forças divinas*), apresentado na última.

Associado às categorias *nível motor* (falar e gaguejar), *projeto* (afirmação e elaboração) e *forças divinas* como *causa* da gagueira, apresentado na última.

Associado às categorias *nível motor* (falar e respirar e não gaguejar), *forças divinas* e *causa* da gagueira (alma), apresentado na última.

Associado à categoria *causa* da gagueira (ele próprio), apresentado nesta.

Associado à autoconfiança e às categorias *nível motor* (gaguejar), *outros* (sociedade e seminário) e *causa* da piora, apresentado na última.

Potencialidades adormecidas é representado associado a *nível motor* (falar), *ativação emocional* (desespero) e *projeto* (dúvida): "Acho que nunca fui de perceber o lado bom das coisas. Digo isto, porque tenho uma série de potencialidades que podem ser utilizadas para os mais diversos fins, que estão adormecidas em mim. A única coisa que me liga é adquirir uma fala perfeita. Será que realmente eu estou preparado para falar corretamente? Isto é, será que eu farei bom uso da minha fala? Talvez seja melhor utilizar todo esse manancial de energia para ajudar o próximo em vez de me esgotar em tentativas desesperadas de me autocurar."

É representado também associado às categorias *nível motor* (falar e gaguejar) e *Projeto* (dúvida): "De que adiantou estudar tanto para aprimorar minha bagagem técnica, se não tenho condições de a exprimir vocalicamente. Quanta energia terei de dispensar para conseguir uma fala perfeita?"

Associada a gago, às categorias *nível motor* (gaguejar) e *outros* (emprego e entrevista) apresentado na última.

Associada às categorias *nível motor* (gaguejar), *ativação emocional* (choque, tristeza e angústia) e *outros* (seminário, professor e colegas), apresentado na última.

Autoconfiança é representada sempre associada a outras categorias, a saber:

Associada às categorias *nível motor* (falar), *ativação emocional* (medo) e *projeto* (afirmação e elaboração), apresentada na última.

Associada às categorias *nível motor* (gaguejar) e *projeto* (afirmação e elaboração), apresentada na última.

Associada às categorias *nível motor* (respirar e gaguejar) e *projeto* (negação), apresentada na última.

Associada às categorias *outros* (sobrinho), *ativação emocional* (choque) e *nível motor* (falar e gaguejar), apresentada na mesma.

Associada à categoria *nível motor* (falar e respirar), apresentada nesta.

Associada às categorias *nível motor* (falar), *ativação emocional* (medo) e *causa* da piora, apresentado nesta.

A categoria *nível motor* é representada por: falar, respirar, gaguejar, voz e não gaguejar.

Falar é representado por: "Já mostrei a mim mesmo que posso falar corretamente. Por que não prolongar essa melhora para uma eternidade?"

É representada também associada a respirar e à categoria *projeto* (afirmação e elaboração): "Respirar fundo e treinar o mais possível para falar bem. Quando me lembrava a fala melhorou um pouquinho."

Associado a gaguejar e à categoria *projeto* (afirmação e elaboração): "Li a manhã inteira. Titubeei um pouco. Vou ler a tarde inteira, pois preciso mostrar a mim mesmo que posso e devo ler corretamente".

Associado às categorias *outros* (escola) e *ativação emocional* (evitar emoção): "Devo conscientizar-me de que esta fala melhor que venho conseguindo dia a dia, não deve evaporar se diante do fogo das preocupações da escola. Não esquentar a cabeça sob hipótese alguma."

Associado à categoria *projeto* (afirmação e elaboração, negação e dúvida), apresentado nestas.

Associado a gaguejar e respirar e às categorias *auto-imagem* (autoconfiança), *ativação emocional* (medo) e *projeto* (afirmação e elaboração), apresentado na última.

Associado às categorias *outros* (colegas) e *projeto* (afirmação e elaboração), apresentado na última.

Associado a respirar e às categorias *forças divinas* e *projeto* (afirmação e elaboração), apresentado na última.

Associado à categoria *outros* (seminário), e *auto-imagem* (gago), apresentado na última.

Associado às categorias *outros* (garotas e amigos), *ativação emocional* (medo) e *auto-imagem* (gago), apresentado na última.

Associado às categorias *outros* (garotas), *ativação emocional* (inveja) e *auto-imagem* (gago), apresentado nesta.

Associado às categorias *ativação emocional* (desespero, ansiedade e descontente), *projeto* e *auto-imagem* (gago), apresentado na última.

Associado às categorias *outros* (emprego, pessoas em geral e garota), *causa* da gagueira (não saber) e *auto-imagem* (gago), apresentado na última.

Associado às categorias *ativação emocional* (desespero), *projeto* (dúvida) e *auto-imagem* (potencialidades adormecidas), apresentado na última.

Associado a gaguejar e às categorias *projeto* (dúvida) e *auto-imagem* (potencialidades adormecidas), apresentado na última.

Associado a respirar e às categorias *ativação emocional* (chorar e calma), *auto-imagem* (gago) e *outros* (seminário e classe), apresentado na última.

Associado às categorias *outros* (pessoas em geral), *auto-imagem* (gago) e *ativação emocional* (angústia e tristeza), apresentado na última.

Associado à categoria *ativação emocional* (vergonha), apresentado nesta.

Associado às categorias *outros* (seminário) e *fatalismo*, apresentado na última.

Associado às categorias *projeto* (afirmação e elaboração) e *fatalismo*, apresentado na última.

Associado a gaguejar e às categorias *auto-imagem* (gago), *projeto* (afirmação e elaboração) e *forças divinas* como *causa*, apresentado na última.

Associado a gaguejar e às categorias *outros* (chegados, uma pessoa, pessoas em geral e sobrinho), *auto-imagem* (gago) e *causa* da gagueira (*fatalismo* e *forças divinas*), apresentado na última.

Associado a não gaguejar e às categorias *auto-imagem* (gago), *forças divinas* e *causa* (alma), apresentado na última.

Associado às categorias *auto-imagem* (autoconfiança), *ativação emocional* (medo) e *causa* da piora, apresentado na última.

Respirar é representado por: "Agora sei onde errei, daqui para frente respirarei, novamente, fundo, pois respiração funda nunca atrapalha, mas, sim, ajuda nos afazeres diários."

É representado também associado a falar: (referindo-se à fala) "(...) creio que também vai se endireitar sozinha acompanhada naturalmente de uma respiração funda e contínua que venho realizando"; "Notei ligeira melhora na fala (...) ando respirando fundo:"

Associado à categoria *projeto* (afirmação e elaboração): "Estou respirando fundo e sempre que esqueço de respirar fundo coloco os dedos indicador e polegar (de qualquer mão) na raiz do nariz – ato de concentração do pacto. Resultados começam a surgir."

Associado à categoria *ativação emocional* (ansiedade): "Desde uma semana antes das provas ando respirando muito pouco, ou seja, ando num permanente estado de ansiedade. Não agüento mais respirar fundo, pois me parece que isso atrasa nos meus afazeres."

Associada à categoria *outros* (seminário): "Venho encontrando dificuldades em respirar fundo (...) o seminário está se aproximando"; "falta menos de uma semana para o seminário, explorei o assunto, faz tempo que venho respirando mal"; "faltam 23 horas para a exposição do seminário (...) a partir deste momento começarei a respirar fundo, mas fundo mesmo."

Associada a falar e à *auto-imagem* (autoconfiança): "Tenho dificuldade em manter a respiração funda quando vou falar, já não tenho confiança."

Associada à voz e à categoria *projeto* (afirmação e elaboração), representado nesta.

Associada à categoria *projeto* (afirmação e elaboração), representado nesta.

Associada a falar e gaguejar e à categoria *projeto* (afirmação e elaboração), apresentado nesta.

Associada a falar e gaguejar e às categorias *auto-imagem* (autoconfiança), *ativação emocional* (medo) e *projeto* (afirmação e elaboração), apresentado na última.

Associada a falar, *forças divinas* e *projeto* (afirmação e elaboração), apresentado na última.

Associada a gaguejar e às categorias *auto-imagem* (autoconfiança) e *projeto* (negação), apresentado na última.

Associada à categoria *auto-imagem* (gago), apresentado nesta.

Gaguejar é representado associado a falar por: "Falei razoavelmente, não falei pior. Preocupo-me quando faço um pequenino erro, por isso a impressão de que estou falando pior."

É representado também associado a não gaguejar por: "Comecei a fazer caretas no falar sem me esforçar para não gaguejar."

Associado a falar e às categorias *outros* (sobrinhos), *auto-imagem* (autoconfiança) e *ativação emocional* (choque): "Eu comecei a errar um pouco com meus sobrinhos. Tentando explicar a eles que gaguejei fazia caretas ao falar. Tentei falar de novo retomando o fôlego, novas caretas. Creio que me chocou, desde então não venho falando com a mesma segurança."

Associado às categorias *auto-imagem* (gago), *outros* (seminário) e *projeto* (afirmação e elaboração): "Para ser realista e deixar de ilusões diria que vou gaguejar muito neste seminário, pois não é em um prazo de uma semana que se cura um problema com o qual se viveu toda a vida. Só espero que este seminário não produza os mesmos efeitos do outro, quando depois do mesmo não era capaz de pronunciar uma só palavra. Meu pacto não será derrubado por um simples seminário."

Associado a falar e à categoria *projeto* (afirmação e elaboração), apresentado em falar.

Associado a falar e respirar e à categoria *projeto* (afirmação e elaboração), apresentado nesta.

Associado às categorias *outros* (sala) e *projeto*, apresentado na última.

Associado a falar e respirar e às categorias *auto-imagem* (autoconfiança) e *ativação emocional* (medo) e *projeto* (afirmação e elaboração), apresentado na última.

Associado à voz e às categorias *causa* (nenhuma) e *projeto* (afirmação e elaboração), apresentado na última.

Associado às categorias *auto-imagem* (autoconfiança) e *projeto* (afirmação e elaboração), apresentado na última.

Associado a respirar e às categorias *auto-imagem* (autoconfiança) e *projeto* (afirmação e elaboração), apresentado na última.

Associado a falar e às categorias *projeto* (dúvida) e *auto-imagem* (potencialidades adormecidas), apresentado na última.

Associado às categorias *outros* (pessoas em geral e garotas) e *auto-imagem* (gago), apresentado na última.

Associado a falar e às categorias *auto-imagem* (potencialidades adormecidas), *ativação emocional* (choque, tristeza e angústia) e *outros* (seminário, professor e colegas), apresentado na última.

Associado às categorias *ativação emocional* (chorar) e *outros* (colegas), apresentado na última.

Associado às categorias *ativação emocional* (choque) e *outros* (telefone e colegas), apresentado na última.

Associado às categorias *auto-imagem* (potenciais adormecidos e gago) e *outros* (emprego, entrevista), apresentado na última.

Associado à categoria *ativação emocional* (angústia), apresentado nesta.

Associado às categorias *outros* (parentes), *auto-imagem* (gago) e *ativação emocional* (angústia), apresentado na última.

Associado à categoria *forças divinas*, apresentado na última.

Associado a falar e às categorias *outros* (chegados, ninguém, uma pessoa, pessoas em geral e sobrinho) *auto-imagem* (gago) e *fatalismo* como *causa*, apresentado na última.

Associado às categorias *auto-imagem* (gago), *outros* (sociedade e seminário) e *causa* da piora, apresentado na última.

Voz é representada associada a respirar e à categoria *projeto* (afirmação e elaboração), apresentado nesta.

E também representada associada a gaguejar e às categorias *causa* (nenhuma) e *projeto* (afirmação e elaboração), apresentado na última.

Não gaguejar é representado associado à categoria *outros* (entrevista e colegas): "A entrevista transcorreu normalmente. Até mais normal do que eu esperava, pois não gaguejei em nenhuma palavra. Talvez isso aconteceu porque a entrevista se resumiu a uma pergunta (...). O primeiro a responder (...) foi meu colega (...). Depois eu respondi, usando parte do que falou meu companheiro, talvez para economizar palavras e ter menos chance de gaguejar: – idem a ele (apontando-o), pois era muito difícil sair da rotina escolar. Quando saímos da breve entrevista (...) só me lembrava que tinha feito uma entrevista sem gaguejar."

É representada, também, associada a gaguejar, apresentado neste.

Associada a falar e às categorias *auto-imagem* (gago), *forças divinas* e *causa* (alma), apresentada na última.

A categoria *outros* é representada por aulas, seminário, colegas, professor, classe, escola, entrevista, emprego, pessoas em geral, telefone, namorada, garotas, baile, amigos, passear, sobrinho, parentes, uma pessoa, sociedade e chegados.

Aula é representada associada à categoria *ativação emocional* (calma): "As aulas estão aí para me tirar a calma o que evitarei com todas as minhas forças."

A representada, também associada à categoria *projeto* (afirmação e elaboração), apresentado nesta.

Associado às categorias *nível motor* (gaguejar) e *projeto* (afirmação e elaboração), apresentada na última.

Seminário, colegas, professor são representados associados às categorias *nível motor* (gaguejar e falar), *auto-imagem* (potencial adormecido) e *ativação emocional* (choque, triste e angustiado): "Gaguejei muito no seminário. A partir de então venho falando bem pior, creio que estou vivendo os piores dias da minha fala. O professor gostou. Para mim foi muito aquém do que eu queria, tanto que isto deve ter causado um choque emocional. Imaginar-se fazendo caretas em frente a 37 pessoas e com uma porção de conhecimentos para botar para fora, mas tudo travado." Refere ter se sentido triste e angustiado.

Seminário e classe são representados associados às categorias nível motor (respirar e falar), auto-imagem (gago) e ativação emocional (chorar e calma): durante o seminário, referiu a "desatenção da maioria'", "será que isso aconteceria se eu tivesse uma fala perfeita e pudesse atrair a atenção da assistência?" Quando acabou o seminário refere que se esforçou para não chorar. "Fui muito mal, deixando a metade ou mais sem explicar. Realmente, quando se está em frente de uma classe inteira olhando para você, creio que somente um treinamento muito intenso fará com que eu mantenha a calma e respire fundo para falar pausado e corretamente:"

Seminário é representado, também, associado à categoria nível motor (respirar), apresentado nesta.

Associado às categorias nível motor (falar) e auto-imagem (gago), apresentado na última.

Associado à sociedade e às categorias nível motor (gaguejar), auto-imagem (autoconfiança e gago) e causa da piora, apresentado na última.

Associado às categorias projeto (afirmação e elaboração), auto-imagem (gago) e nível motor (gaguejar), apresentado na última.

Colegas são representados associados às categorias nível motor (gaguejar) e ativação emocional (chorar): "Quando já percorria as primeiras ruas da vila, encontrei um ex-colega de ginásio (...) conversando com um colega. De repente via-me respondendo perguntas que agora não me lembro, mas consigo me recordar que quando comecei a gaguejar fui cercado de risadas pelos dois. As inquirições continuaram e eu não sabia se tolerava as risadas, se falava umas curtas e boas, se me retirava simplesmente. Acabei ficando e tolerando. Assim que o desastroso papo findou, comecei a caminhada para casa de maneira totalmente diversa do que caminhava até então. Estava chorando... chorando pelo meu fracasso."

São representados, também, associados às categorias nível motor (falar) e projeto (afirmação e elaboração), apresentado na última.

Associado a namorada, baile, passear e pessoas em geral e à categoria auto-imagem (gago), apresentado nesta.

Telefone é representado associado a colega e às categorias nível motor (gaguejar) e ativação emocional (choque): "(...) assim que atenderam do outro lado da linha, não conseguia produzir nenhum fonema, visto que a gagueira era acentuada. Só sei que a dona daquela voz (...) desligou o telefone na minha cara, o choque foi grande, mas (...) tentei umas duas vezes a mais, chegando ao mesmo resultado desastroso (...). Finalmente, com ajuda de um colega que telefonou por mim, conseguimos deixar um recado (...)."

Emprego e *entrevista* são representados associados às categorias *nível motor* (gaguejar) e *auto-imagem* (potenciais adormecidos e gago): "Quando penso em emprego me dá vontade de desaparecer. Vejo-me numa entrevista com conhecimentos e idéias ótimos, deixando transparecer um simples e mísero gago que não serve para trabalhar, porque não sabe se expressar. De que adianta um gago que sabe muito se tudo fica para ele e sua expressão oral durante o serviço é péssima. Qualquer empresa dá mais valor a um imbecil, mas que tenha bom papo, pois o papo pode ocultar a imbecilidade."

Emprego é representado, também, associado a *pessoas em geral* e *garota* e as categorias *nível motor* (falar), *causa* da gagueira (não saber) e *auto-imagem* (gago), apresentado na última.

Entrevista é representada associada a colegas e a *nível motor* (não gaguejar), apresentado neste.

Garotas e amigos são representados associados a *nível motor* (falar), *ativação emocional* (medo) e *auto-imagem* (gago), apresentado na última.

Garotas são representadas, também, associadas às categorias *nível motor* (falar), *ativação emocional* (inveja) e *auto-imagem* (gago), apresentado na última.

Pessoas em geral são representadas, também, associadas à categoria *projeto* (afirmação e elaboração), apresentado nesta.

Associadas a *garotas* e às categorias *nível motor* (gaguejar) e *auto-imagem* (gago), apresentado nesta.

Associadas às categorias *nível motor* (falar), *auto-imagem* (gago) e *ativação emocional* (angústia e tristeza), apresentada na última.

Sobrinho é representado associado às categorias *auto-imagem* (autoconfiança), *ativação emocional* (choque) e *nível motor* (gaguejar e falar), apresentado na última.

É representado, também, associado a *chegados*, *uma pessoa* e *pessoas em geral* e às categorias *auto-imagem* (gago), *nível motor* (falar) e *causa* da gagueira (*forças divinas e fatalismo*), apresentado na última.

Parentes são representados associados às categorias *nível motor* (gaguejar), *auto-imagem* (gago) e *ativação emocional* (angústia), apresentado na última.

Escola é representada associada às categorias *ativação emocional* (evitar emoção) e *nível motor* (falar), apresentado na última.

A categoria *ativação emocional* é representada por angústia, vergonha, raiva, medo, tristeza, desespero, evitar emoção, choque, ansiedade, inveja, calma, chorar, descontente.

Angústia é representada associada à categoria *nível motor* (gaguejar): "(...) piorando, não há palavras para descrever o que sinto. Depois desta pseudomelhora, pioro vertiginosamente. Uma angústia se apossa de mim."

É representada, também, associada às categorias *nível motor* (gaguejar), *outros* (parentes) e *auto-imagem* (gago): "A angústia assume proporções enormes, nem meus parentes mais próximos me conhecem a fundo, eles conhecem um gaguinho que omite conversas e narrativas pelo fato de falar aos socos e muito sofregamente."

Tristeza e *angústia* são representadas associadas às categorias *nível motor* (falar), *outros* (pessoas em geral) e *auto-imagem* (gago): "A angústia chega ao ponto culminante quando não tenho saída ou falo ou calo. Se falo, todo mundo terá que aturar um gago falando, gozar da minha cara alguns. Se calo vou me tornando uma pessoa triste."

Angústia é representada, ainda, associada às categorias *auto-imagem* (gago) e *projeto* (negação), apresentado na última.

Associada à *tristeza* e *choque* e às categorias *nível motor* (falar e gaguejar), *auto-imagem* (potencialidades adormecidas) e *outros* (seminário, professor e colegas), apresentado na última.

Choque é representado, também, associado às categorias *auto-imagem* (autoconfiança), *outros* (sobrinho) e *nível motor* (gaguejar e falar), apresentado na última.

Associado às categorias *nível motor* (gaguejar) e *outros* (telefone e colega), apresentado na última.

Vergonha é representada associada à categoria *nível motor* (falar): "Tenho vontade de desaparecer principalmente devido à vergonha em pensar: – o que você fez nestes dezesseis anos de vida? Nem sequer aprendeu a falar?"

Raiva é representada associada à categoria *projeto* (afirmação e elaboração): "Sempre pensei que eu, a qualquer momento da minha vida, poderia mudar meu destino. Sendo assim, sinto raiva de mim mesmo por não tê-lo feito até agora."

Medo é representado associado às categorias *nível motor* (falar), *auto-imagem* (autoconfiança) e *projeto* (afirmação e elaboração), apresentado na última.

Associado às categorias *nível motor* (falar), *outros* (garotas e amigos) e *auto-imagem* (gago), apresentado na última.

Associado às categorias *nível motor* (falar), *auto-imagem* (autoconfiança) e *causa* da piora, apresentado na última.

Associado às categorias *projeto* (dúvida) e *fatalismo*, apresentado na última.

Desespero é representado associado às categorias *fatalismo* e *projeto* (negação), apresentado na última.

É representado também associado às categorias *nível motor* (falar), *projeto* (dúvida) e *auto-imagem* (potencialidades adormecidas), apresentado na última.

Ansiedade é representada associada à categoria *nível motor* (respirar), apresentado nesta.

Desespero, ansiedade e *descontente* são representados associados às categorias *nível motor* (falar), *projeto* (afirmação e elaboração) e *auto-imagem* (gago), apresentado na última.

Evitar emoção é representado associado às categorias *outros* (escola) e *nível motor* (falar), apresentado na última.

Inveja é representado associado às categorias *outros* (garotas), *nível motor* (falar), e *auto-imagem* (gago), apresentado na última.

Calma é representada por tirar a calma associada à categoria *outros* (aula), apresentado nesta.

É representada também por manter a calma associada a *chorar* e às categorias *nível motor* (respirar e falar), *auto-imagem* (gago) e *outros* (seminário, classe), apresentado na última.

Chorar é representado também, associado às categorias *nível motor* (gaguejar) e *outros* (colegas), apresentado na última.

A categoria *forças divinas* é representada associada à categoria *nível motor* (gaguejar): "Peço cura, peço a Deus um voto de confiança; após ultrapassar pequenina barreira, serei um novo ser."

É representada, também, por "pacto com as forças do bem", associada à categoria *projeto* (afirmação e elaboração), apresentada nesta.

Associada às categorias *nível motor* (respirar e falar) e *projeto* (afirmação e elaboração), apresentado na última.

Associada às categorias *nível motor* (falar), *outros* (chegados, uma pessoa, sobrinho e pessoas em geral), *auto-imagem* (gago), enquanto é representada junto com *fatalismo* como *causa* da gagueira.

Associada às categorias *nível motor* (falar e gaguejar), *auto-imagem* (gago), *projeto* (afirmação e elaboração), enquanto é representada como *causa* da gagueira.

Associada às categorias *nível motor* (falar, respirar, não gaguejar) e *causa* da gagueira (alma), apresentado na última.

Associada à categoria *causa* da gagueira, apresentado nesta.

A categoria *fatalismo* é representada associada às categorias *ativação emocional* (medo) e *projeto* (dúvida): "Tenho medo de ser fatalista, tira-nos toda a vontade de prosseguir lutando, pois se o dia da minha cura já está marcado, para que prosseguir lutando?"

Associada às categorias *nível motor* (falar) e *outros* (seminário): "Poucos dias me separam do dia em que teria que falar no seminário, é como se o dia já estivesse marcado em todas as suas minúcias e eu apenas personagem deste dia."

Associada às categorias *nível motor* (falar) e *projeto* (negação): "Gostaria de saber se a vida é fatalista, isto é, tudo já marcado (...) de nada adiantaria meu esforço (...) no dia determinado eu estaria curado da fala, se assim for, em minha vida houve um desperdício de energia. Senti que não tenho energias para continuar meu pacto."

Associada à categoria *projeto* (afirmação e elaboração), apresentado nesta.

Associada às categorias *ativação emocional* (desespero) e *projeto* (negação), apresentado na última.

Associado à categoria *nível motor* (falar), *outros* (chegados, uma pessoa, sobrinho, pessoas em geral), *auto-imagem* (gago), enquanto é representado junto com *forças divinas* como *causa* da gagueira.

A categoria *causa* é representada por conteúdos que se referem à causa da gagueira e outros que se referem à causa da piora da gagueira. Os conteúdos relativos à causa da gagueira são representados por *fatalismo, forças divinas*, alma, o próprio sujeito (S7) e não saber a causa. Os conteúdos relativos à piora da gagueira são representados por relações entre as categorias *nível motor, auto-imagem, outros* e *ativação emocional* e por razão nenhuma.

Causa da gagueira é representada por:

Fatalismo e *forças divinas* associados às categorias *nível motor* (falar, gaguejar), *outros* (chegados, uma pessoa, pessoas em geral e sobrinho), *auto-imagem* (gago): "A gagueira fisiológica do meu sobrinho passou c a ignoração do fato pelos chegados. Pensar que bastava ninguém me preender que hoje eu estaria falando perfeitamente. Existem pessoas mais nervosas e preocupadas que eu e não são gagas. Seria a justiça divina tão perfeita e sincronizada como um grande relógio universal, a ponto de mandar uma pessoa me gozar nos meus quatro a cinco anos de idade, com a finalidade de me ferrar, praticamente, toda a minha vida neste planeta?"

Forças divinas como *causa* são representadas, também, por: "Ainda acredito na lei do carma que diz que ninguém recebe o que não merece."

Associadas às categorias *nível motor* (falar e gaguejar), *auto-imagem* (gago) e *projeto* (afirmação e elaboração): "A gagueira é um encargo cármico, um carma criado por nós mesmos. Meu modo de agir, minha personalidade falha, com preocupações, nervosismo, administrando mal minhas energias é o meu carma. Posso tentar um novo rumo (...), devo ter o direito de mudar o meu modo de ser. A conquista de uma fala perfeita será a catapulta de uma vida iluminada.

Alma como *causa* é representada associada às categorias *nível motor* (falar, respirar e não gaguejar), *auto-imagem* (gago) e *forças divinas*: O difícil é encontrar onde está meu defeito, no cérebro, na alma, ou na ligação cérebro-alma? Por que após ter ido em operações espirituais falo bem? Quando respiro fundo não gaguejo? Será que todo o carma cai por água abaixo neste instante? Por que gaguejo até em sonho? Será que a interrogação não afirma que o problema está na alma?'

Ele mesmo como *causa* é representado associado à categoria *auto-imagem* (gago): "Pensar que meu destino não era ser gago, sou gago devido à minha incompetência em dominar meu corpo."

Não saber a causa é representado associado às categorias *nível motor* (falar), *outros* (emprego, garota e pessoas em geral) e *auto-imagem* (gago), apresentado na última, em que S7 se pergunta por que é gago.

Causa da piora da gagueira é representada por:

Associação das categorias *nível motor* (gaguejar), *outros* (sociedade e seminário) e *auto-imagem* (gago e autoconfiança): "Creio que a razão deste aumento de dificuldade deve-se à progressiva distração de minha parte perante a sociedade em que vivo e com isso achando que sou diferente dos demais. Não sei se a causa, talvez, seja porque perdi toda a confiança ao ir mal no seminário. Só espero que não piore ainda mais."

Associação das categorias *nível motor* (falar), *auto-imagem* (autoconfiança) e *ativação emocional* (medo): "Não estou falando tão bem quanto antes. Razão? Órgãos da fala iguais a alguns dias atrás, nada se modificou. Única modificação foi o modo de eu governar meu corpo, talvez a confiança decaiu, o medo se agigantou."

Razão nenhuma associada às categorias *nível motor* (gaguejar e voz) e *projeto* (afirmação e elaboração), apresentado na última.

Analisando o discurso de S7 em relação aos discursos dos demais sujeitos, chama a atenção a total ausência de representações do tipo que revelam a criação de paradoxo sobre o ato de fala, embora esteja presente a representação do paradoxo vivido, como quando S7 diz, associando as quatro categorias básicas, que a angústia chega ao ponto culminante quando não tem saída, ou fala ou cala, se fala todo mundo terá que aturar um gago falando e se cala, vai se tornando uma pessoa triste. Quer dizer, não pode nem sair da situação de fala, nem dar uma resposta adequada.

Coerentemente com isso, caracterizando a lógica da gagueira, temos as representações da imagem de si como mau falante, quando refere que não se vê falando direito nem em sonho, continuou gago desde que começou a falar e do reforço desta imagem pela sua percepção da reação dos outros diante da sua fala, dando risada, falando por ele, ou não prestando atenção ao que diz.

As associações entre as categorias *auto-imagem*, *nível motor*, *ativação emocional* e *outros*, entretanto, se caracterizam menos pelas dificuldades que o *nível motor* impõe no estabelecimento de relações com os *outros*, como nos demais sujeitos e mais por sentir-se à margem de tais relações, como quando refere ser o gago elemento de divertimento, motivo de gargalhadas, ser ele alguém que só observa, fica isolado, não faz parte, tem vergonha e vontade de desaparecer por não ter aprendido a falar, não consegue aparecer, não serve para trabalhar, ninguém se interessará por um gago, ou quando representa o desejo de estabelecer relações, dizendo que faltam amizades de ambos os sexos, namoradas, gostaria de fazer parte dessa massa desordenada, passear, ir a bailes, tem inveja de quem tem uma fala perfeita e pode se relacionar com os outros.

Nas representações da categoria *auto-imagem* encontramos explícito um conflito, decorrente do paradoxo referido anteriormente. S7 afirma que não se aceita como gago, a imagem de gago é mostrada como algo que não corresponde ao que ele realmente é. Refere, associando mais uma vez as quatro categorias básicas, que a angústia assume proporções enormes quando pensa que nem seus parentes mais próximos o conhecem, realmente, conhecem um mísero gago que omite conversas e fala aos socos e sofregamente. As representações que compõem o núcleo de pensamento potencialidades adormecidas mostram bem esta dicotomia entre algo que está dentro de si, mas que não pode aparecer, ou que ele não tem condições de mostrar. Em outras palavras, ele não tem condições de se mostrar como é e não se aceita da forma como se mostra.

Este conflito gerado pelo paradoxo se mostra também na categoria *ativação emocional*, quando refere angústia e tristeza por não poder se mostrar.

Nesta categoria, associada a *nível motor*, vemos ainda, a gagueira representada dentro de um círculo vicioso, quando S7 refere ficar chocado quando gagueja fazendo caretas, o que piora mais a gagueira.

Neste contexto, a obtenção de uma fala perfeita é o núcleo de pensamento que mais fortemente caracteriza as representações deste discurso. Esta idéia, que dentro do contexto da gagueira corresponde a não gaguejar e que nos demais sujeitos compõe as representações da categoria *nível motor* (não gaguejar), se apresenta aqui tão diferenciadamente elaborada, que compõe uma nova categoria. Trata-se da categoria *projeto*, cujo conteúdo principal se refere às forças, ou energias, empregadas para falar bem, relacionadas sempre com o comportamento de respirar fundo sem parar e que se sofistica em pactos que invocam as *forças divinas*.

A categoria *projeto* encobre, na verdade, um truque desencadeador da fluência como os encontrados e analisados nos demais sujeitos, vistos como uma necessidade dentro da lógica da gagueira, como algo coerente com a idéia de considerar-se um mau falante que tem que falar bem o que, neste discurso, aparece consideravelmente mais exacerbado que nos demais e também revela contradições.

A integridade do sistema fonoarticulatório se mostra por trás do truque de respirar fundo. Se não fosse assim, não seria possível por ele ser fluente algumas vezes, como refere S7. Além disso, ele também refere que já mostrou a si mesmo que pode falar corretamente e que não só ao respirar fundo, mas, também, após operações espirituais fala bem.

Como nos demais sujeitos, entretanto, esta integridade do sistema fonoarticulatório está alienada da consciência, pelo fato do sujeito acreditar que não pode falar bem, ao mesmo tempo que as tentativas para fazê-lo, por abrigarem a imagem de si como mau falante, levam a comportamentos incompatíveis com tal objetivo. Assim, a categoria *projeto* contém em si sua negação. Ao lado de toda a elaboração do procedimento para falar bem, S7 afirma que durante toda a sua vida desperdiçou muita energia para falar bem, que sente angústia e vontade de desaparecer, porque foi tudo tempo perdido, que faz um esforço sobre-humano para respirar fundo o dia inteiro e de tanto tentar está todo desgastado, já melhorou e piorou tantas vezes que perdeu a esperança de conseguir uma fala perfeita etc. e duvida, não só de que tudo isso que está fazendo vá dar algum resultado, mas, também, de estar sequer preparado para ter uma fala perfeita.

Além da contradição, esta categoria também se torna paradoxal diante da existência da categoria *fatalismo*, que abriga a idéia de que talvez o seu esforço para falar de nada adiante, porque pode ser que a vida seja fatalista e o dia da sua cura de fala já esteja marcado.

Enquanto mera sofisticação dos comportamentos para não gaguejar e, portanto, da mesma forma como estes, S_7 representa o *projeto*, associado à *ativação emocional*, como mantenedor da manifestação da gagueira, ao referir que quanto mais pensa em se curar, mais desesperado fica e mais a cura se retarda, ou seja, quanto mais pensa em não gaguejar, mais afirma e mantém a gagueira mostrando, novamente, o círculo vicioso que a compõe.

Esta idéia o conduz também ao *fatalismo*, quando refere que se ignorar o fato, a cura poderá aparecer por milagre.

O comportamento de respirar fundo, que, como mencionamos anteriormente, é a base do *projeto*, é também truque para falar bem, que se de um lado é representado como o único meio para falar perfeitamente, de outro, paradoxalmente, como nos demais sujeitos, é mostrado em sua ineficiência de acordo com as circunstâncias. Assim, quando as circunstâncias envolvem aumento da *ativação emocional*, como ter que dar um seminário, ou fazer provas, S_7 refere não conseguir respirar fundo, de forma que, quando mais precisa do seu truque, menos ele funciona. A forma como se propõe assumi-lo, deixa-o também diante de um paradoxo, porque é irrealizável, ou seja, não pode parar de respirar fundo o dia inteiro se deseja falar bem, e não consegue fazê-lo, tanto que refere estar quase admitindo que seu defeito não é não saber falar e sim não saber respirar. Respirar fundo sempre, na hora de falar, já é uma tarefa difícil, quanto mais respirar fundo o dia inteiro.

As representações em torno do falar, então, podem ser vistas como uma luta constante que S_7 trava consigo mesmo, ou, dito de outra forma, falar é para S_7 um comportamento que envolve luta, o que nos remete às representações do gaguejar como esforço para falar, que aparecem, mais ou menos explicitamente, em todos os sujeitos analisados que se vêem como maus falantes.

Como vimos nas análises anteriores, gaguejar é um comportamento que corresponde a falar com esforço e não gaguejar, uma necessidade que compõe o gaguejar, ligada à antecipação de falhas no falar, que envolve um acréscimo de tensão ao esforço já existente. Assim, S7, numa das poucas representações em que usa as palavras não gaguejar, aclare ter começado a fazer caretas no falar, o que implica existência de tensão, sem se esforçar para não gaguejar.

O esforço para não gaguejar, que para S7 é representado principalmente por respirar fundo, é representado, também, por alguns outros comportamentos como o de usar poucas palavras e repetir as palavras já usadas por alguém envolvido na mesma situação de comunicação. Isto aponta tanto para a antecipação de falhas na fala, como para a importância da responsabilidade pela comunicação e, portanto, para a relação entre a *auto-imagem* e a produção da gagueira.

O processo de antecipação está presente, também em outras representações que associam as quatro categorias básicas, como ter medo de falar e com isso ficar isolado, ou saber que vai gaguejar no seminário porque não é em uma semana que se cura um problema com o qual se viveu toda a vida.

Voltando aos comportamentos para não gaguejar, temos, ainda na categoria *ativação emocional* associada a *nível motor* e *outros*, referência a evitar emoção, ou manter a calma. S7 diz que não deve esquentar a cabeça, para que a fala bem melhor que vem conseguindo, não se evapore diante do fogo das preocupações da escola, ou que as aulas estão aí para lhe tirar a calma, o que deve evitar com todas as suas forças e, ainda, que só um treino intenso fará com que mantenha a calma e respire fundo, para falar pausado e corretamente. Isto lembra a pesquisa de R. Krause, quando este diz ter chegado à conclusão de que os pais de gagos e mais tarde os próprios gagos, assim como a maioria das pessoas na cultura ocidental, operam por uma linha, na qual o controle afetivo é muito considerado e o comportamento emocional descontrolado, muito sancionado, especialmente em pessoas do sexo masculino. Dito de outra forma, seguindo a linha desta pesquisa, isto parece sugerir, como já vimos em outros sujeitos, os comportamentos para não gaguejar emergindo das relações de comunicação e, com isso, criando a imagem de si como mau falante e a necessidade de sua existência. São estas, exatamente, o tipo de representações que, como mencionamos, estão ausentes neste discurso.

Como o respirar fundo, os demais comportamentos para não gaguejar, também são inviáveis. O de usar poucas palavras, ou repetir as usadas pelos outros, porque cai no conflito de não poder se mostrar como gostaria; o de manter a calma, porque é impossível conservar tal estado o tempo todo, quanto mais em situações de comunicação difíceis e, principalmente, quando alguém se considera mau falante.

É interessante notar que a respiração funda é um comportamento ligado a um estado fisiológico de calma e, portanto, como S7 refere, desde uma semana antes das provas anda respirando muito pouco, anda num permanente estado de ansiedade e não agüenta mais ter que respirar fundo.

A categoria *causa*, quando associada a *forças divinas, fatalismo, nível motor* e *outros*, apresenta uma afirmação que chama a atenção para a referida ausência de representações sobre o período da primeira infância, quando se caracteriza a interação paradoxal. S7 parte de uma afirmação que se refere a tais relações, ou seja, de que bastava ninguém repreendê-lo que hoje estaria falando perfeitamente, mas a associa às *forças divinas*, que teriam colocado alguém para gozá-lo e ferrar toda a sua vida, encerrando o ser gago numa perspectiva fatalista e escapando de dizer alguma coisa mais concreta a respeito de tais relações.

Isto pode ser somado ao fato de que, quando examinei o material que S7 me emprestou para esta análise e observei a ausência das referidas representações, procurei entrevistá-lo a respeito. Isto provocou, primeiro, sua recusa em responder oralmente às perguntas, alegando não querer ser gravado. Depois, propôs-se a responder por escrito e a todas as perguntas que fiz sobre as suas relações com *outros* significativos na primeira infância, respondeu não lembrar. Como insisti, acabou escrevendo que não achava que tivesse o direito de pôr a culpa nos seus familiares. Ao final da entrevista, porém, não quis me entregar os escritos, alegando ter que passá-los a limpo e prometendo enviá-los pelo correio, o que, naturalmente, não aconteceu.

Distanciando-se de qualquer referência a tal tipo de interações, percorre, na verdade, o caminho inverso, atribuindo a *causa* da gagueira ao fatalismo, a um encargo cármico criado por ele próprio, a um defeito na sua alma e finalmente a ele próprio que é incompetente em dominar seu corpo, ao lado de afirmar, também, não saber por que é gago.

Se a *causa* da gagueira é ele próprio, ou o encargo cármico criado por ele e ele não se aceita como gago, novamente sua consciência está diante de um paradoxo.

Quando se refere à *causa* da piora da gagueira, embora a represente por meio de uma relação entre *outros* (sociedade-seminário), *auto-imagem* (gago e autoconfiança), *nível motor* (gaguejar e falar) e *ativação emocional* (medo), não percebe a real relação entre estas categorias e, mais uma vez atribui esta *causa* a si mesmo dizendo que ela se deve à progressiva distração de sua parte perante a sociedade, à sua perda de confiança, ou à modificação na sua maneira de governar o corpo.

Com relação à categoria *forças divinas* podemos observar um aumento da mistificação com relação ao falar bem. Não apenas truques fetichizados são utilizados para tanto, mas estes são ainda vinculados a acordos com *forças divinas*. Além disso, esta categoria apresenta também um caráter contraditório, porque, se, como S7 refere, a gagueira é um encargo cármico que ele tem o direito de modificar, tentando um novo rumo pela ajuda ao próximo, por que se espantar que não gagueje após operações espirituais e duvidar do carma, quando isto seria um motivo para considerar que está no caminho certo?

Esta situação se assemelha a um fato ocorrido recentemente, que se refere ao processo terapêutico a que S7 se submeteu com a mesma terapeuta que S6 e, portanto, na mesma linha de trabalho. Como S_6, ao fim de três meses de terapia, já tinha sensibilizado suficientemente seus movimentos articulatórios a ponto de falar fluentemente, conforme eu mesma fui convidada a observar. Apesar disso, comunicou à terapeuta que desejava comparecer às reuniões de grupo que ali se realizavam, mas não pretendia mais seguir suas orientações. Diante disso, a terapeuta formalizou não mais se responsabilizar pelo trabalho e S7 acabou abandonando a terapia. Isso se mostra contraditório com o que se apresenta na afirmação e elaboração do projeto e parece sugerir que S7, na verdade, não quer deixar de gaguejar.

A categoria *forças divinas* é, ainda, mais uma vez contraditória, quando vista em relação à categoria *fatalismo*, porque, ou o curso da sua gagueira está previamente fixado e ele não pode dirigi-lo, ou é um encargo cármico, conseqüência de suas ações e dirigível. O que se pode ver é que em todos os níveis o pensamento de S7 se caracteriza por ambigüidades e incertezas.

Evidentemente, o discurso de S7 caracteriza em suas representações a lógica do desenvolvimento e manifestação da gagueira, ou seja: ele se vê como mau falante e suas relações com os outros o confirmam, deseja falar bem e se desvia da sua capacidade de fazê-lo, antecipando falhas na fala e desenvolvendo truques que afirmam o mau falar e o mantêm.

Se levarmos em conta, entretanto, que o truque para falar bem se desvia demais do seu intento ao vincular-se com *forças divinas*, que a causa da gagueira e da piora da gagueira, embora S7 mostre saber que seus órgãos da fala são normais, é atribuída a si mesmo, à sua maneira de ser, ou a uma relação de si como divino, que as suas relações interpessoais na primeira infância nunca são tocadas, que se coloca preferencialmente fora das relações de comunicação, que a par de todo o esforço que refere fazer para falar bem, supõe o fatalismo e, portanto, a impotência, que quando se aproxima de um caminho de superação da gagueira se afasta dele, que existe uma excessiva sobreposição de paradoxos e contradições, temos razões suficientes para supor que não é apenas a imagem de si como mau falante que mantém a gagueira. Os fatos sugerem que S_7 não pode deixar de manter essa imagem e não está em condições de modificá-la. Um processo terapêutico eficiente neste caso, portanto, ultrapassa os limites da fonoaudiologia e entra no campo da psicologia.

Terapia

A gagueira tem se apresentado como um problema para os fonoaudiólogos e, de modo geral, para os terapeutas de outras áreas que se propõem a lidar com o problema, pela dificuldade em se obter resultados bons e duradouros.

Os profissionais têm manifestado muitas dúvidas e incertezas a respeito do atendimento. É freqüente a afirmação de que não se encontra uma abordagem terapêutica que se mostre adequada às necessidades de todos os pacientes e, não é raro, encontrar terapeutas que preferem não atender gagos.

R. Krause, no seu estudo sobre a gagueira, tem uma colocação muito pertinente a esse respeito. Diz que as terapias são reprodução das propostas que os pais de gagos e mais tarde os próprios gagos apresentam para enfrentar a gagueira, no sentido de que sempre propõem alguma forma para contratá-la. Diz, ainda, que os terapeutas se impressionam com a gagueira tanto quanto os próprios gagos e os demais interlocutores e definem a obtenção da fluência ou a ausência do distúrbio audível como objetivo final da terapia.

Essa proposta é, de fato, bastante lógica dentro de uma perspectiva que olha apenas para a pessoa que gagueja em oposição a um padrão idealmente normal e esperado de fluência.

Como vimos, entretanto, na revisão da literatura e pudemos fundamentar pela análise do discurso de sete sujeitos, esta maneira de encarar a manifestação, fruto de uma tradição positivista, toma o produto, mas não vê o seu processo de produção, ou seja, separa o sujeito da sua história de vida e fragmenta a sua realidade, restringindo-a à sua aparência externa.

Dessa forma, as terapias que nela se baseiam agem sem compreensão da gagueira em sua totalidade e não vêem que reproduzem a mesma lógica que a constitui, tornando-se ineficientes para a efetiva superação do problema.

As terapias orientadas para o sintoma, ou seja, para a manifestação audível da gagueira, que visam à reconstrução dos elementos prosódicos da fala por meio de técnicas como fazer o paciente ler e falar muito lentamente, silabando, salmodiando, em uníssono com o terapeuta, ou por aparelhos como falar com auxílio do metrônomo, sob o efeito do *feedback* auditivo retardado, sob mascaramento do *feedback* auditivo, manipulando o nível de tensão ao falar pelo *feedback* eletromiográfico, facilmente podem levar o paciente a falar fluentemente. Como refere Krause, quase todas as terapias conduzem a pequenos aumentos de fluência. Este fenômeno é claramente reconhecido e foi chamado "efeito de distração" por Sheehan, indicando que o gago está distraído dos aspectos subjetivos que articulam sua gagueira por novos estímulos, ou técnicas de fala estranhas, que tem o efeito de diminuir seu gaguejar. Essas abordagens, entretanto, se mostram incapazes de manter a fluência que criam a não ser sob determinadas circunstâncias, deixando em aberto questões como por que é tão fácil estabelecer fluência sob determinadas condições; por que ela não pode ser mantida sempre que o sujeito deseje falar; ou o que significa essa dependência de circunstâncias que envolvem a gagueira e a fluência.

As terapias personalizadas como G. Bergmam as chamou são orientadas para o comportamento em geral e visam promover mudanças nele. Têm uma abordagem que, em linhas gerais, pretende conscientizar o indivíduo das características da manifestação em si e trabalhar com as suas reações diante delas e dentro de situações de comunicação. Pretendem que ele aprenda a se controlar e a reagir de maneira mais adequada. Freqüentemente estas abordagens enfatizam a tensão que caracteriza a gagueira, de forma que a proposta de mudança de comportamento se direciona no sentido de manter-se calmo, relaxado, condições que, sabidamente, aumentam a fluência.

Assim, nas várias propostas terapêuticas, como no comportamento do gago, se observa sempre a mesma lógica que busca uma forma por meio da qual se possa não gaguejar com eficiência. Diante disso podemos supor que o comportamento de evitação da gagueira, ao qual já nos referimos na introdução reconhecido como característico do modo de agir do gago, se reproduz nas propostas terapêuticas, obviamente, com refinamento das técnicas empregadas para tanto.

O problema está em que, sendo o alvo central sempre a manifestação da gagueira, o processo terapêutico que se produz dentro do objetivo de diminuí-la, ou eliminá-la, seja qual for o procedimento empregado, torna-se paradoxal, porque enfatiza a necessidade de controle e, com isso, reforça a sua existência, o que quer dizer que não rompe com o processo de produção da gagueira, mas, apenas o realimenta e, portanto, impede o indivíduo de sair dele.

Por intermédio das análises dos discursos dos sete sujeitos que contam as histórias de suas falas, aqui apresentado, pudemos nos aprofundar nos significados dos conteúdos das representações por eles expressas e definir núcleos e categorias de pensamento. Acompanhando as associações que se estabeleceram entre eles, reconstruímos o movimento do pensamento dos sujeitos, de tal forma que pudemos enxergar a relação entre o movimento da consciência e a manifestação da gagueira, assim como o processo de sua gênese.

Quatro categorias básicas emergiram desses discursos: *auto-imagem*, *outros*, *nível motor* e *ativação emocional*. Estas, por meio das relações entre as suas representações, mostraram o processo de formação e manutenção da gagueira, o que nos permitiu delinear um caminho para desarticulá-la, como ilustra o caso S_6.

Como vimos nas análises dos discursos, embora cada sujeito expresse as circunstâncias peculiares do seu desenvolvimento de fala, o conteúdo das representações e seu movimento associativo, descortina sempre o mesmo panorama em torno da gagueira.

Reconstituindo a história da gagueira com base nos casos estudados, encontramos que sempre no período da primeira infância ocorreram relações de comunicação paradoxais. Estas se caracterizaram por reações de não-aceitação da forma de fala da criança por parte de outros que lhe eram significativos, sem que estes mostrassem concretamente qual seria a forma adequada de falar.

Como as representações mostraram, a interação paradoxal geralmente é veiculada pelas frases que definem um comportamento para falar bem, como, por exemplo "fale devagar, pausado, pense, respire, acalme-se antes de falar". Estas expressam a não-aceitação da forma espontânea de falar e não conduzem ao objetivo esperado, porque fazem com que a criança, ao tentar usá-las, saia do sentido do que pretende dizer e dirija sua atenção à forma de fala que é para ela um território desconhecido e o faça, do ponto de vista da espera ou antecipação de uma dificuldade, afirmando, subjetivamente, portanto, a existência de um problema para falar.

Se levarmos em conta, ainda, que no período em que a criança começa a falar, já está quase completamente desenvolvido um sistema de comunicação não verbal que faz uso de parâmetros vocais de todos os tipos e padrões de manifestação expressivo não vocais, centrado em torno de mútua indução de afeto (Krause e Tomkins), a não-aceitação da forma de fala pode ser comunicada também não verbalmente.

Tudo isso colabora para que o paradoxo sobre a fala se configure, de tal forma que a criança não pode deixar de falar e quando fala, observa no meio social reações que expressam que não falou de forma adequada. Assim não pode nem deixar de falar e nem sabe como falar de forma adequada.

Como o período em que isso está ocorrendo corresponde ao tempo em que a criança está em desenvolvimento ao tempo em que as atividades práticas e verbais do dia-a-dia têm forte efeito na formação da sua identidade, o significado de ter que falar bem ganha sentido pessoal, na forma de uma imagem de si como mau falante, que passa a fazer parte da sua identidade.

Essas interações, ainda, como mostram as representações dos sujeitos e confirmando as teorizações sobre interação paradoxal, geram emoções negativas, de tal forma que o desenvolvimento da fala se processa sob o efeito da tensão.

Podemos dizer, então, que as associações entre as representações estudadas mostraram que uma imagem de si como mau falante foi assumida como verdade de acordo com as relações de comunicação paradoxais. Que essa imagem de falante tem como efeito a necessidade de falar bem e, portanto, de ocultar, ou negar essa imagem, de forma que a própria atividade de fala do sujeito passa a se constituir num paradoxo, e com isso a sua percepção das relações de comunicação acaba sofrendo distorções.

Essa condição subjetiva de julgar-se mau falante e ter que falar bem, e o efeito tensionante para falar que daí decorre, prejudicial ao sinergismo necessário para tanto, caracterizam, por sua vez uma ruptura no processo normal de desenvolvimento da fala e criam as condições para a produção de uma fala com gagueira.

Gaguejar e a necessidade de não gaguejar, ser mau falante e ter que falar bem são dois lados de uma mesma moeda que marcam a lógica de uma atividade de fala, na qual o sujeito antecipa as falhas para tentar evitá-las já que, como vimos, o falante sabe falar, mas não sabe como fala.

As tentativas de evitar falhas, por sua vez, como também já vimos, geram ações disparadoras de fluência que se constituem numa necessidade dentro da lógica do mau falante que deve falar bem. Produzidas por uma situação paradoxal, essas ações se mostram também paradoxais, porque com sua existência afirmam a dificuldade para falar e colaboram com a manutenção da gagueira, não atingindo o objetivo para o qual são empregadas. Elas na verdade tem o efeito de acrescentar tensão à já existente, de forma que para não gaguejar o sujeito aumenta seu esforço para falar, mas com a intenção de ocultar as falhas que antecipa.

A eficiência dessas ações, assim como o surgimento e desenvolvimento da gagueira, dependem das relações entre o sujeito e o meio social. Assim, se a tensão gerada pelas circunstâncias for bastante grande o sinergismo da fala fica muito prejudicado e a tentativa de falar sem gaguejar se torna impossível, sobrando como último recurso não falar, conforme referiram todos os sujeitos. Isto implica em que a gagueira não pode ser medida pelo grau de sua manifestação audível, mas pelo esforço subjetivo que envolve o sujeito em ações para não gaguejar.

A afirmação que Sheehan faz a este respeito é muito significativa:

"Se suas experiências como gago são similares às minhas, você gasta boa parte da sua vida tentando esquemas como relaxar, pensar o que você tem para dizer, confiar em você mesmo, respirar fundo, ou mesmo falar com pedras na boca. Agora você percebeu que isto não ajuda em nada, se faz alguma coisa é agravar o problema. Há uma boa razão pela qual estes legendários remédios falham, porque todos eles têm algo artificial como base, a supressão da gagueira, o encobri-la. Quanto mais você encobre e mais tenta evitar gaguejar, mais você gagueja."

A análise das representações nos permitiu ainda perceber que as ações disparadoras de fluência têm um caráter de fetiche e por isso as chamamos de truques que magicamente disparam a articulação. Elas revelam a integridade da capacidade fonoarticulatória da pessoa gaga, mas como o seu uso está voltado para atender a necessidade de falar bem, não podem percebê-la. A integridade da capacidade fonoarticulatória foi representada também, quando os sujeitos se referiram às situações em que são fluentes, mas igualmente não a percebem aí. Consideram antes estas situações incompreensíveis diante do fato de serem gagos, confirmando desse modo a presença da imagem de mau falante.

A evitação da gagueira, que é apenas outra maneira de referir a antecipação, cujo efeito são as ações para não gaguejar, ou truques disparadores de fluência, pode ser considerada como a economia interna da produção da gagueira. Ela é uma característica subjetiva que se revela como produto de um processo de relações que lhe dão coerência. Este processo pode ser explicitado pelas associações entre as quatro categorias básicas que emergiram da análise do discurso de nossos sujeitos.

Assim como a história da gagueira pôde ser reconstruída pelas categorias que emergiram do discurso dos sujeitos, mostrando as condições de seu surgimento, desenvolvimento e manutenção, pela compreensão da lógica que lhe é subjacente, também por intermédio delas podemos definir um procedimento terapêutico que, em nossa prática profissional, tem mostrado bastante eficiente.

O fundamento desse procedimento reside no fato de que, vista dentro de uma perspectiva dialética histórica, a gagueira se mostra como o produto de um processo ideológico, no qual, a partir de um tipo de relações de comunicação vividas, o sujeito cristaliza em sua subjetividade uma imagem de mau falante e passa a agir em função dela. Isto, segundo entendemos, é o que dá coerência à toda a lógica de funcionamento da fala com gagueira.

Como toda ideologia, esta também possui lacunas que se mostram por intermédio das contradições e paradoxos que estivemos analisando até aqui.

O trabalho terapêutico consiste em desmistificar a ideologia sobre a qual se assenta a gagueira, por meio da reconstrução da história do seu desenvolvimento e manutenção. Isso é feito a partir do relato do paciente e da observação de seu modo de agir para falar, como fizemos nos casos estudados. Entendemos que enquanto a imagem de mau falante não for desmistificada, as tentativas para falar bem, sempre se constituirão em truques paradoxais, que com sua existência, ao mesmo tempo que tentam ocultar, afirmam a gagueira.

A desmistificação da *auto-imagem* é ao mesmo tempo a desmistificação da capacidade articulatória efetiva do sujeito. É desfazer a dúvida que ideologicamente foi criada sobre essa capacidade e está servindo de suporte para a imagem de mau falante, determinando assim a lógica de produção da gagueira.

Para caminhar na direção da recuperação da capacidade articulatória, enfatiza-se a atenção para a existência de momentos fluentes; para a percepção de que a maior parte da fala é fluente; para a percepção de que sua consciência se ocupa apenas com a gagueira e para a percepção de que os comportamentos que usa para não gaguejar, além de manter a gagueira, são truques que também podem revelar sua capacidade articulatória íntegra.

O paciente começa assim a perceber que a gagueira não é a negação da fluência, mas se sobrepõe a ela e coexiste com ela. Percebe que a fluência não é uma meta a ser alcançada, porque já existe, a meta é aprender a lidar com a gagueira com a imagem de mau falante. Esse procedimento cria condições para a negação da imagem de mau falante e motivação para o paciente se questionar sobre os determinantes da gagueira.

O trabalho de desmistificação se desenvolve, então, questionando a lógica da gagueira a partir do que o paciente diz ao terapeuta e a partir da sensibilização para a capacidade articulatória no nível da ação concreta de falar.

A qualidade da relação paciente-terapeuta se explicita como um espaço em que não há compromisso com não gaguejar, já que este está sendo apontado com o motor do processo da gagueira. Há compromisso com o gaguejar, para que este possa ser melhor compreendido, e desmistificado, de forma que o paciente se aproprie da sua lógica. A fluência é uma decorrência natural desse processo.

Como parte da reconstituição da capacidade de ser fluente, que é fundamental para a modificação da *auto-imagem* e para a conseqüente ruptura da lógica que move a gagueira, vimos com S_6 a importância de um trabalho no *nível motor*.

A manifestação da gagueira se caracteriza por um prejuízo no sinergismo natural da fala, gerado pela tensão que permanentemente se associa a esta atividade. Por intermédio de um trabalho de proprioceptivo, o paciente começa a sentir sua efetiva capacidade de produzir os movimentos articulatórios. Constata que ela está realmente íntegra. Começa também a sentir que quando gagueja, o que acontece no seu corpo é o emprego de um excesso de força para falar e que essa força é desnecessária.

Entendemos que o trabalho proprioceptivo coloca numa base concreta o ponto obscuro que permitiu o desenvolvimento da lógica da gagueira, isto é, o fato de que o falante sabe falar, mas não sabe como o sabe. Nesse sentido, como a criança não tem conhecimentos sobre o falar, a não-aceitação da sua forma espontânea de fazê-lo por outros que lhe são significativo, coloca-a num paradoxo. Diante disso, vale considerar que o adulto que reage não aceitando revela seu desconhecimento sobre as contingências ligadas ao desenvolvimento de fala da criança e desconhecimento de que somente uma interação com conteúdo concreto, como por exemplo a devolução do modelo articulatório correto, poderia

Revela, também, que possivelmente precisa de um apoio especializado para poder atuar melhor na situação de fala com a criança.

O objetivo do trabalho proprioceptivo é, portanto, desenvolver a capacidade de sentir os movimentos articulatórios, e a consciência da plena capacidade de realizá-los automaticamente. Dessa forma, passa a existir algo concreto, sensível, ao lado da antecipação de falhas na fala, de modo que, aos poucos, esta vai perdendo o seu significado, e também o perdem os decorrentes truques para não gaguejar. O funcionamento da gagueira que pode ter sido reforçado durante anos ao associar-se à consciência da capacidade articulatória, fica sob o efeito de um novo significado que é a negação do primeiro.

No trabalho proprioceptivo que realizamos, decompomos a fala em seus movimentos mínimos, ou fonemas, de forma que o paciente possa tomar consciência de cada um e certificar-se de sua capacidade de produzí-los. Isto envolve uma sensibilização da região oral, nasal e laríngea; do movimento respiratório, e da capacidade de controle sobre a respiração. A partir dessa sensibilização é possível sentir a fala produzir-se tanto na dimensão espontânea como na gaguejada.

Para falar sentindo os movimentos, muitos procedimentos podem ser empregados, inclusive todas as formas conhecidas para desencadear fluência, desde a simples leitura lentificada, até o uso dos sofisticados aparelhos ligados ao *feedback* acústico articulatório a que nos referimos anteriormente.

Nossa prática tem mostrado que quanto mais conscientemente o paciente se coloca dentro da perspectiva de que pode realizar os movimentos, e sente essa realização, mais sua fluência, ou fala espontânea se libera do esforço e dos truques para falar.

Como porque a lógica da gagueira não deixa de agir de uma hora para outra, é interessante observar que freqüentemente os pacientes passam a usar a capacidade de sentir a fala, como um truque para obter fluência nas situações de fala comuns, mas se decepcionam porque não obtém o resultado que desejam.

Usado na forma de truque, ou seja, motivado pela necessidade de ocultar a gagueira reforça-se a imagem mau falante e sentir a fala fica tão ineficiente quanto qualquer truque. O acontecimento se constitui, entretanto, numa boa oportunidade para que o paciente compreenda a lógica do pensamento que marca sua atividade de fala gaguejada e compreenda que sentir a fala só terá um sentido, útil se for veículo da negação dessa lógica e mantiver presente na sua consciência a sua capacidade de falar, no lugar da incapacidade.

Assim, a capacidade de falar, concretizada na sensação dos movimentos, não pode ser reduzida a um procedimento para gerar fluência, na medida em que ela é a constatação da capacidade de fluência que já existe. É importante considerar também que não se trata de falar sentindo os movimentos todo tempo. Conforme relatou S6, isto é um exercício que o paciente faz em momentos que ele mesmo determina. O objetivo não é passar a falar sentindo a fala por intervalos de tempo cada vez maiores, mas por intermédio das vivências realizadas produzir uma imagem de bom falante, de forma que esta passe a agir sobre a atividade de fala criando um contexto em que o sujeito acredita na sua capacidade articulatória.

Nesse trabalho de proprocepção, depois que o paciente se apropriou da consciência de que é capaz de realizar todos os movimentos articulatórios, há também um importante trabalho com a produção gaguejada de fala. Freqüentemente, a pessoa que gagueja não vê seus truques como elementos, que quebram a fluência, justamente porque os encara como necessário para não perdê-la. Também não vê a força para falar como prejudicial ao sinergismo da fala, porque esta força, como referiu S6, já é imanente à sua forma de falar e também parece necessária para fluir.

A partir de uma consciência da sua capacidade de falar, resgatada na própria atividade articulatória como algo que estava apagado pela imagem de mau falante, o paciente pode compreender com mais clareza o funcionamento da gagueira no *nível motor*. Separado da consciência da capacidade articulatória, um trabalho desse tipo poderia tornar-se muito difícil e doloroso, porque poderia aumentar a sensação da incapacidade e favorecer a idéia de que é necessário controlá-la.

Dentro desse trabalho de sentir a fala, ainda, por intermédio da interação terapeuta paciente, é importante ocupar-se com a vivência do contraste entre o momento de fluência e o momento de gagueira, de tal forma que se possa perceber que gaguejar é uma forma de falar a qual se está muito habituado, mas que ela não é a única possibilidade para os movimentos articulatórios. Falar gaguejando, como refere S4, cansa e encerra mais dificuldades do que falar fluentemente. Isso – segundo entendemos – porque falar gaguejando pressupõe a capacidade de fluir.

O terapeuta, de um lado, cria condições para que o paciente a fale sentindo sua fala e, de outro, cria momentos para que haja reflexão sobre o que está sendo percebido. Os dois momentos se sucedem.

Ao ir tomando consciência das diferenças e semelhanças entre o funcionamento da gagueira e da fluência, o paciente vai se aproximando do esforço e dos truques como aquilo que são realmente, imbuídos do caráter mediador da imagem de mau falante. Os truques para não gaguejar devem ser claramente explicitados em relação aos movimentos que os constituem e que se condicionaram à atividade de falar, de tal forma que o paciente perceba que possui condições para modificá-los.

Em outras palavras, em nível de ação, a habilidade articulatória que se manifesta, à medida que o paciente sente os movimentos e está consciente do que é exigido para a sua realização, permite que o esforço e uso de truques possam ser desfeitos quando começam a surgir. No que se refere ao pensamento, é claro que o desenvolvimento proprioceptivo não impede que o paciente antecipe falhas na fala, mas cria um novo elo, de forma que ao antecipar a falha, ele pode negar a necessidade de usar subterfúgios e articular a palavra que pretendia, porque saber que é capaz de fazê-lo e que é capaz de lidar com esforço. A antecipação de falhas, assim vai enfraquecendo em significado e deixando de se impor ao pensamento.

Devemos salientar ainda que o trabalho proprioceptivo, ou desenvolvimento da capacidade de se sentir, não se restringe apenas à fala, mas se estende ao corpo todo. O corpo todo pode estar tensionado em decorrência do esforço para falar e qualquer parte do corpo pode ser usada como veículo do truque disparador de fluência. S1, por exemplo, referiu usar movimentos com o pé.

Para abordar todo o corpo em sua relação com a fala, temos trabalho no relaxamento global do paciente. Recostado na poltrona de olhos fechados, ele vai sendo conduzido pelo terapeuta, num aprofundante em suas sensações corporais, como o ritmo respiratório, a batida cardíaca, o estado de tensão de cada segmento do corpo. A partir de um estado bem relaxado ele é convidado a falar e a sentir e o corpo como um todo.

Este trabalho vai, cada vez mais, permitindo a negação da necessidade de lutar pela fluência e mostrando que quando um momento de esforço surge na articulação, o aumento de esforço, ou o truque, não são as únicas opções dentro das possibilidades articulatórias existentes.

Dentro da perspectiva proposta, faz parte também do trabalho o desenvolvimento da percepção de que quebras na fluência estão presentes no falar de todos os falantes e que elas ocorrem com maior ou menor grau de acordo com as circunstâncias de fala. Riper, já havia constatado o benefício do paciente observar as quebras na fala dos outros.

A diferença está em que, para um falante qualquer, um momento de quebra na fluência não passa de um acontecimento circunstancial, ele não tem história e o seu significado não ultrapassa os limites do momento. A isto podemos chamar de disfluência normal da fala. Para o gago, porém, a disfluência circunstancial não existe, porque ele vive dentro da necessidade historicamente contruída de evitar quebras na fluência.

À medida que o paciente vai se apropriando da lógica da gagueira, completando as lacunas ideologicamente criadas e recuperando sua capacidade fluente, as disfluências circunstanciais devem ser levadas em conta como possibilidades da sua fluência, que assim como para qualquer falante, não exigem nada dele.

Assim como a capacidade de falar sentindo os movimentos necessita de vivência, também o necessita a capacidade de estabelecer relações de comunicação dentro da perspectiva de poder realizar os movimentos isto é, na perspectiva de ver-se como bom falante. A terapia deve caminhar no sentido de desmistificar as condições que favorecem e desfavorecem isso.

O sujeito S4, por exemplo, embora consciente da sua capacidade articulatória íntegra nas situações cotidianas, principalmente no trabalho, continuava reforçando a lógica da gagueira, usando truques para evitar de gaguejar. À medida que sua imagem de mau falante foi questionada à luz da sua capacidade articulatória, percebeu que a manutenção da gagueira girava em torno da *ativação emocional*. Quando a situação envolvia aumento de tensão, como no trabalho, em que havia muito ruído ao seu redor e ele era solicitado seguidamente para uma série de tarefas, todas envolvendo a fala, sua consciência se movimentava dentro da lógica da gagueira, de forma que ele continuava se vendo como mau falante, agindo de modo que tente não gaguejar e vendo que gaguejava muito.

A *ativação emocional* negativa que é decorrente do paradoxo criado sobre a fala, está historicamente ligada à lógica do mau falante que deve falar bem e, portanto, a todos os comportamentos que se geraram a partir daí e compõe a manifestação da gagueira. Assim, na situação tensa do trabalho, S4 se sentia nervoso e automaticamente entrava no velho esquema da gagueira, a ponto de usar a capacidade de sentir a fala como truque para não gaguejar. Como a gagueira não desaparecia, ele passou a negar o processo terapêutico, dizendo que era gago mesmo e não tinha jeito. Conscientizado das relações que estavam se estabelecendo, S4 passou a perceber a luta contra a gagueira nas situações de aumento da *ativação emocional*, e também a olhar para o movimento do seu pensamento em relação à manifestação dela. Dessa forma gradativamente, foi aumentando a consciência da sua capacidade de ser fluente e dissociando as reações de força para falar diante das situações tensas.

Atualmente, num emprego novo, S4 comenta que não é mais visto como gago pelos outros. Faz parte das suas tarefas no trabalho dar palestras e é sempre solicitado pelos colegas para coordenar reuniões e dar explicações, pela clareza que atribuem ao seu discurso.

Retomando, temos que a lógica da gagueira, desenvolvida com base nas relações de comunicação vividas, é a do mau falante que deseja falar bem. Ela se concentra na sensação de incapacidade articulatória e se sustenta pela alienação do que efetivamente ocorre no *nível motor*, cristalizando-se numa *auto-imagem* de gago. A ela opomos uma lógica centrada na capacidade articulatória que se fundamenta na recuperação dos elos que ficaram alienados, pela ênfase nas contradições internas ao funcionamento da gagueira, negando a imagem de mau falante. Trata-se, então, de uma reestruturação da *auto-imagem* de falante com a consciência das relações que se estabeleceram entre ela, o *nível motor*, a *ativação emocional* e os *outros*. Assim, uma nova postura de falante vai sendo assumida pelo indivíduo, que recria a história de fala vivida até então, na medida em que são trazidos à luz os mecanismos de produção da gagueira. Eles se mostram na dinâmica das relações entre as categorias estudadas e revelam no pensamento um processo de antecipação de quebras na fluência, que confirma a incapacidade de falar gerada nas relações com outros significativos, e se operacionaliza, no movimento e na ação, em truques disparadores de fluência e em tensão para falar. Este processo possui estreitos vínculos com a *ativação emocional*, prejudica a percepção das relações com os *outros*, que mesmo sem querer reforçam a gagueira, como mostra S6, quando conta que sempre pensou que os outros rissem de sua fala e descobriu que quem ria primeiro era ela, ao antecipar as quebras, de forma que a reação dos outros era reflexo da sua.

Devemos considerar por fim, que modificar a *auto-imagem* de forma a ver-se de acordo com a capacidade fluente, necessariamente, mexe com a estrutura interna da identidade, que tem suas raízes na primeira infância. Assim, embora essa modificação se mostre necessária para alcançar o padrão de fala desejado, muitas vezes o paciente pode não estar preparado para fazê-lo.

Quando isto ocorre, algumas vezes o paciente, embora mostre compreender as partes que compõem o processo terapêutico, se mostra incapaz de fazer a síntese necessária e permanece por longo tempo em terapia, porque ela apresenta algum tipo de alívio para sua fala e favorece a fuga de uma análise mais profunda de seus demais problemas. Outras vezes, foge assim que percebe que existe uma forma de sair da gagueira como vimos no caso S7, ou ainda, nem começa, quando vê que a terapia pretende rever a sua história de fala, como S3. Todas estas circunstâncias sugerem que além da gagueira outros problemas podem estar presentes, determinando que o sujeito permaneça preso à identificação de si como gago.

A análise do discurso, pelas quatro categorias básicas, e das relações entre as suas representações, nos permitiu compreender melhor a gagueira e delinear um caminho para sua superação. Por isso, quando a análise do discurso revela outros conteúdos nas representações, como no caso S5, podemos ver, claramente, que não se trata de um caso de gagueira. Quando mostra, associadas às representações da gagueira, outras, que se afastam bastante das que tipicamente a constituem, configurando inclusive novas categorias como no caso S7, podemos ver que estamos num contexto de problemas que não se restringem apenas à gagueira e ao campo da Fonoaudiologia, os quais necessitam de tratamento para que a gagueira possa ser superada. Entendemos que o movimento das representações, explicitado pela análise do discurso de S7, poderá ser útil para outro profissional que venha a cuidar do caso.

Consideramos por fim que as entrevistas em que os sujeitos contam a história de sua fala podem corresponder à primeira entrevista clínica e as quatro categorias que emergiram da análise do discursso dessas entrevistas e, que num primeiro momento permitiram a reconstrução do processo de desenvolvimento da gagueira, mostram-se agora como um instrumento eficiente para que terapeutas possam avaliá-la e nortear o processo terapêutico.

Conclusão

Na busca de uma compreensão maior da gagueira, baseando-se em uma crítica aos esquemas, ou representações, idealizados em torno da sua aparência e procuramos apreendê-la dentro de uma totalidade concreta, decompondo o seu todo e reproduzindo teoricamente sua realidade em diferentes dimensões indicadas pelas categorias que emergiram da análise do discurso. Desse modo, procuramos conhecer-lhe a estrutura de funcionamento e reconstruir o processo de sua gênese e desenvolvimento.

A história do desenvolvimento de fala, captada no discurso de sete sujeitos, mostrou-se um contexto suficientemente amplo para entender o modo de constituição, ou seja, a gênese de uma fala com gagueira e para compreender a gagueira como unidade entre manifestação externa e a sua essência em movimento no plano da subjetividade.

Da análise dos discursos emergiram as categorias *auto-imagem, outros, nível motor* e *ativação emocional*, tanto para os sujeitos gagos como para o não gago, mostrando que elas se relacionam não apenas à gagueira, mas ao processo de desenvolvimento da linguagem.

As associações entre os conteúdos das categorias apresentados por sujeito revelaram relações entre a ativação emocional e o desenvolvimento da imagem de falante, o desenvolvimento motor da fala e o social.

Entendemos que os conteúdos das categorias refletem os conteúdos da consciência de cada sujeito e as relações entre elas, o movimento do seu pensamento. Desta forma, os conteúdos das categorias *auto-imagem, nível motor* e *ativação emocional* do sujeito não gago mostraram-se contrários aos dos sujeitos gagos, o que deu maior ênfase aos últimos como característicos do desenvolvimento da gagueira. Assim, por exemplo, a *auto-imagem* do sujeito não gago contém uma imagem de si como bom falante, em que refere orgulho por falar, ao passo que a dos sujeitos gagos contém sempre uma imagem de si como mau falante. A *ativação emocional* no sujeito não gago contém prazer em falar e nos sujeitos gagos medo de falar. Os conteúdos das categorias dos sujeitos gagos, embora apresentem circunstâncias diferentes ao desenvolvimento da fala de cada um, apresentam sempre o mesmo quadro em torno da manifestação da gagueira, permitindo reconstruir a história de seu desenvolvimento.

Dessa forma, sustentando a manifestação da gagueira revelou-se um movimento de pensamento, dentro de uma lógica que foi ideologicamente construída por relações de comunicação vividas na primeira infância, que, por sua vez, influíram na construção de certos tipo de comportamento que se tornaram habituais à atividade de fala.

A base dessa lógica é a união paradoxal das idéias "devo falar bem" – "sou mau falante"; ou "não devo gaguejar" – "sou gago".

Tal paradoxo que se desprende de uma "ideologia do bem falar", é veiculado nas relações de comunicação por frases como "fale direito, devagar, com calma", ou expressões de desagrado. Estas mediam uma não-aceitação da forma de falar espontânea apresentada pela criança e ignoram as características internas e externas do desenvolvimento de fala.

O paradoxo está em que os outros que são significativos para a criança não aceitam a forma de fala que ela apresenta, nem lhe mostram concretamente qual seria a forma adequada, colocando-a numa situação em que ela não pode nem falar da forma esperada, nem sair da situação de comunicação, pois, na verdade, está sendo solicitada a falar. Dessa forma a atividade de fala passa a situar-se dentro de um contexto de tensão que prejudica o sinergismo necessário para falar.

A situação paradoxal criada nas relações de comunicação, portanto, está não apenas mediando a não-aceitação da forma de fala, mas impondo ao indivíduo a realidade de ser um mau falante. E esta acaba por constituir-se numa verdade na medida em que a criança não tem condições de analisar criticamente a situação.

Assim, relações de comunicação paradoxais, que envolvem a atividade de fala na primeira infância, determinam o desenvolvimento, na consciência, de uma imagem de si como mau falante, que passa a ser característica da identidade do gago, alienando-o do conhecimento das suas efetivas possibilidades de fala.

A imagem de si como mau falante que se produz na consciência de acordo com a incorporação da não-aceitação da forma de falar pelos outros se operacionaliza, no pensamento, na necessidade de falar bem. A ela subjaz à "ideologia do bem falar".

Entendemos e verificamos na nossa prática clínica que tal processo se torna possível em torno do 4º ano de vida, quando, como mostra Malrieu, a criança se torna capaz de relacionar os eventos passados, presentes e futuros.

Ver-se como mau falante e tentar falar bem é estar colocado dentro de um paradoxo, que determina que a atenção se volte para a forma da fala, único lugar em que ela parece mostrar concretude. Nessa condição surge a antecipação da existência de falhas naquilo que ainda não foi falado para que, assim, o falante possa concretamente tentar evitá-las. A atividade de fala que normalmente se dá sem que o falante se preocupe com *como* ele fala (forma), mas sim com *o que* vai falar (sentido), passa a ser afetada por uma preocupação com *como falar* e, ainda, dentro da perspectiva da incapacidade de fazê-lo, o que acarreta um prejuízo no sinergismo necessário para tanto.

Isto quer dizer que a situação paradoxal de fala e a tensão por ela gerada, que inicialmente eram externos, se tornam internos e materializam uma ruptura no processo de desenvolvimento da linguagem, no qual o desenvolvimento natural da fala dá lugar a um desenvolvimento qualitativamente alterado que perpetua o paradoxo que na origem foi condição do seu surgimento.

A ruptura no desenvolvimento de fala se caracteriza então por um movimento de pensamento, que faz com que a atividade de fala se produza dentro de um contexto de antecipação de falhas na fala ainda não falada, que emerge da imagem de si como mau falante. Isto por sua vez determina não só que os movimentos de fala que se situam num plano automático sejam associados à tensão, tornando mais difícil a sua produção, mas, também, e por isso mesmo, que emerjam comportamentos associados à atividade de fala, com o objetivo de alcançar a fluência, tais como respirar fundo, engolir fortemente, interpor palavras ou sons supérfluos à mensagem etc., utilizados quando a falha é pressentida. Nesse contexto, as disfluências normais à fala de todos os falantes deixam de existir, em decorrência tanto do aumento do esforço para falar, como do significado que elas assumem quando eventualmente ocorrem na fala de quem se determina pela imagem de mau falante.

A ruptura no desenvolvimento da fala, de um outro ponto de vista, se caracteriza também em um prejuízo no uso da linguagem como instrumento de afirmação de si mesmo, em razão da crescente capacidade da criança por intermédio dela interferir no seu meio e impor-se autonomamente como agente modificador da realidade. Isso ocorre porque ao desejar dar significados às novas situações que enfrenta, poderá surgir um conflito, se para fazê-lo tiver que se esforçar para falar bem e não deixar transparecer a imagem de mau falante, a qual, desse modo, acabará aparecendo. Com isso, o prazer em atuar autonomamente, o uso da palavra como afirmação do eu e a manifestação de sua liberdade passam a constituir-se num fardo do qual a criança não pode escapar, uma vez que a realidade vivida se constitui grandemente por intermédio de relações interpessoais, nas quais a expressão verbal é preponderante.

Desta forma, além do esforço para falar e dos truques para obter fluência, também se associa à atividade de fala um processo de ativação emocional negativa.

A ativação emocional negativa diante das situações de comunicação, diante da necessidade de falar, que por sua vez está associada à necessidade de não mostrar-se como mau falante, tornam o esforço para falar e os truques, necessidades motoras que se associam à atividade de fala. Estes alienam o falante das suas efetivas potencialidades articulatórias, por atenderem a essa necessidade de camuflar a imagem de mau falante, além de, com isso, afirmá-la, não permitindo que o falante veja a incoerência entre a imagem de mau falante e, por exemplo, a sua capacidade de falar sem esforço após momentos de esforço, ou de ser fluente por meio do uso de truques, ou de produzir fluentemente palavras desnecessárias à mensagem.

Temos então que condições psicossociais historicamente determinadas estão por trás da manifestação da gagueira. Uma estreita relação entre a sua produção e o desenvolvimento social da consciência se mostra, na medida em que a materialidade da gagueira é determinada pela relação dialética entre o conteúdo das relações sociais (relações paradoxais) e as representações de si e do mundo, de onde emerge uma imagem de si como mau falante que deve ser ocultada. Em outras palavras, a gagueira é o produto do movimento dialético entre uma consciência de si como mau falante e uma atividade de fala que visa ocultar essa imagem historicamente determinada.

A partir daí, fica fácil entender as relações entre as quatro categorias básicas estudadas neste trabalho e a produção da gagueira.

A *auto-imagem* de falante se define pela relação com os *outros*. Quanto mais ela está em jogo, como por exemplo ao falar diante de uma platéia, dar opiniões em situações formais, falar com pessoas que se constituem autoridade, que são situações em que aumenta a responsabilidade pela comunicação, maior a *ativação emocional* e maior o esforço para falar bem e a conseqüente necessidade de usar truques para isso. Entretanto, quanto maior o estresse gerado pelas situações de comunicação, menor a capacidade de impedir por meio do esforço e dos truques a fala gaguejada. Assim, quanto maior o esforço no sentido de falar bem, mais se confirma a gagueira, que, por sua vez, demanda mais esforço para falar bem e assim sucessivamente.

Uma visão excessivamente orgânica da gagueira, tomando de forma reificada e não como produto de relações vividas e, como materialização de conteúdos da consciência e seus conseqüentes movimentos do pensamento, tem impedido os fonoaudiólogos de captar este processo e permitindo até que se tornem reforçadores dele na situação terapêutica.

Entendendo que a gagueira é o produto ideológico da história das relações de comunicação vividas, que faz emergir na subjetividade uma imagem de si como mau falante que determina todo o processo de produção da sua manifestação externa, propõe-se uma abordagem terapêutica que recupera a história de vida do ponto de vista do desenvolvimento da fala e da linguagem; desmistifica aquilo que afetou a sua consciência e desaliena a capacidade efetiva de falar como um caminho por meio do qual o falante gago pode não reconhecer a negação da sua capacidade e dar um novo salto qualitativo, no qual produz sua atividade de fala dentro da sua capacidade fluente.

Cumpre mencionar ainda, que a importância assumida pela relação de comunicação paradoxal na compreensão do desenvolvimento e manifestação da gagueira, sugere que ela, talvez, possa ser importante na compreensão da constituição de outros problemas humanos dentro ou fora do âmbito da linguagem.

Bibliografia

1. Ainsworth, Stanley. "Methods in Interating Theories of Stuttering". In: Travis, Lee Edward, *Handbook of Speech Pathology and Audiology*. New Jersey, Prentice-Hall, 1971.
2. Bateson, Gregoy; Jackson, Don D.; Haley, Jay; e Weakland, John. "Toward a Theory of Schizophrenia". *Behavioral Science*, 1:251-64, 1956. Apud Watzlawick, P.; Bevin, J. H.; Jakobson, D. D. *Pragmática da Comunicação Humana*, São Paulo, Cultrix-EDUSP, 1981.
3. Bergman, Günter. "Der Beitrag apparative Sprechhilfen für Theorie und Therapie des Sototterns". *Die Sprachheilarbeit*, Deutsche Gesellschaft für Sprachheilpadagogik e.v. Helf 6/1982.
4. Bloodstein, Oliver. *"A Handbook on Stuttering."* Chicago, National Easter Seal Society, 1975.
5. Ciampa, Antonio da Costa. "Identidade". In: *Psicologia Social – o Homem em Movimento*. Organizadores: Silvia T. M. Lane e Wanderley Codo. São Paulo, Brasiliense, 1983.
6. Cowes, Leny C. "Tartamudez – Su reeducación en la edad escolar". *Patología de la Comunicación*. Suplemento nº 5, Centro Médico de Investigaciones Foniatricas y Audiologicas. Buenos Aires, 1969.
7. Goldman, Lucien. *Dialética e Cultura*. Rio de Janeiro, Paz e Terra, 1979.
8. Irwin, Ann. Gagueira – *Uma ajuda prática em qualquer idade*. São Paulo, Martins Fontes, 1980.
9. Johnson, Wendell & Associates. *The onset of stuttering*. Minneapolis, University of Minnesota Press., 1959.
10. Krause, Rainer. "A social psychological approach to the Study of Stuttering". In: *Advences in the Social Psychology*. Edited by Colin Fraser and Klaus R. Scherer. Cambridge University Press, Inglaterra, 1982.
11. Kosik, Karel. *Dialética do Concreto*. Rio de Janeiro, Paz e Terra, 1976.

12. Kopnin, P. V. *A Dialética como Lógica e Teoria de Conhecimento*. Rio de Janeiro, Civilização Brasileira, 1978.
13. Lane, Silvia T. Maures. a) *O que é Psicologia Social*. São Paulo. Brasiliense, 1983. b) "Linguagem pensamento e representações sociais" e "Consciência/alienação: a ideologia no nível individual". In: *Psicologia Social – o Homem em Movimento*. Organizadores: Silvia T. Maurer Lane e Wanderley Codo. São Paulo, Brasiliense, 1983.
14. Leontiev, Alexis. a) *O Desenvolvimento do Psiquismo*. Lisboa, Livros Horizonte, 1978. b) *Psychology - The Learning Process*. Oxford, Pergamon Press, 1981.
15. Luckman, T. e Berger, L. P. *A Construção Social da Realidade*. Petrópolis, Vozes, 1983.
16. Luria, A. B. *Fundamentos de Neuropsicologia*. São Paulo, EDUSP, 1981.
17. Malrieu, P. "Lenguage y Representacion". In: *La génesis del lenguaje, su aprendizage y desarrollo*. Pablo del Rio Editor - Symposium de la Asociación de Psicologia Científica Francesa. Madrid, 1977.
18. Meira, Maria Isis M. *Gagueira: Do Fato para o Fenômeno*. Tese de doutoramento, PUC, São Paulo, 1982.
19. Morgenstern, J. J. "Socio-economic Factors in Stuttering". *Journal of Speech and Hearing Disorders*, 21, 25-33. Apud Krause, R. "A social psychological approach to the study of stuttering", ibid.
20. Piaget, Jean. *Psicologia da Inteligência*. Rio de Janeiro, Zahar Editores, 1977.
21. Queiroz, J. B. "Tratamiento Norteamericano para los Jovenes Tarta-mudos". In: *Patología de la Comunicación*. Suplemento n.° 5. Centro Médico de Investigaciones Foniatricas y Audiológicas, Buenos Aires, 1969.
22. Scheer, K. R. "Speech and Emocional States". In: *Speech Evaluation in Psychiatry*. In: J. Darby (ed.), Nova York, Grune & Stratton, 1981.
23. Schrager O. L. "Orientaciones para el tratamiento de la tartamudez en niños en edad pré-escolar". In: *Patología de la Comunicación*. Suplemento n.° 5. Centro Medico de Investigaciones Foniatricas y Audiologicas, Buenos Aires, 1969.
24. Sheehan, Joseph G. "Conflict Theory and Avoidance Reduction Therapy". In: Eisenson, John, Ed., *Stuttering a second Symposium*. Nova York, Harper and Row, Publishers, 1975.
25. Snidecor, J. C. "Why the Indian does not stutter". *Quarterly Journal of Speech*, 33, 493-5, apud Krause, Rainer. "A psychological approach to the study of stuttering", ibid.
26. Terwelliger, Robert F. *Psicologia da Linguagem*. São Paulo, Cultrix, 1974.

27. Travis, Lee Edward (organizador) *Speech Pathology.* New Jersey, Prentice-Hall, 1931.
28. Tomkins, S. S. *Affect, cognition, consciousness,* vols. 1 e 2. Nova York: Springer, apud Krause, Rainer. "A psychological approach to the study of stuttering", ibid, 1962.
29. Van Riper, Charles. *The Treatment of Stuttering.* New Jersey, Prentice-Hall, 1973.
30. Vigotsky, Lev. S. *Pensamento e Linguagem.* Lisboa, Edições Antídoto, 1979.
31. Watzlawick, Paul; Beavin, Janet Helmick, Jackbson Don D. *Pragmática da Comunicação Humana – um estudo dos padrões, patologias e paradoxos da interação.* São Paulo, Cultrix-EDUSP, 1981.
32. Wischner, George J. *Stuttering as a Learned Behavior: A Program of Research.* Doctoral dissertation. University of Iowa, 1947, apud Meira, M. I. M. *Gagueira: do fato para o fenômeno,* ibid.

Anexo

Sujeito 1

Entrevistadora
— Então, eu penso o seguinte: se você se interessou em me procurar é porque você supõe que tem algum problema na fala, ou por alguma outra razão?
S1
— Eu vim mais aqui pra saber qual o motivo, né. E você falou em condicionamento, né. Eu gostaria de saber que tipo de condicionamento é esse que eu tenho, né. Como é que eu faria para ser descondicionado no caso. Que tipo de condicionamento é esse?
Entr.
— Eu falei condicionamento de uma maneira geral, sei lá, porque a fala é um condicionamento, não é, o movimento de fala é um movimento condicionado, então, eu suponho que qualquer coisa que está na fala é condicionada, mas eu queria que você me contasse como é o problema.
S1
— Bom, primeiro eu vou contar uma exceção, né. Uma vez eu fui fazer uma entrevista com uma psicóloga para uma empresa, né, e eu me espantei porque não tive problema nenhum com ela. Inclusive falei pra ela, menti pra ela, e falei que tinha tido um problema e que já tinha superado esse problema, né. Era mentira, né. Ás vezes, quando eu to... não sei se quando eu estou nervoso, eu, né, algumas palavras não saem, às vezes.
Entr.
— A palavra não sai mesmo?
S1
— Não, por exemplo alguns números, né, oitenta e sete por exemplo, às vezes não sai, tem que dar um tempinho, parar, pensar e falar bem pausado, né, senão não sai.

Entr.
– Então, não sai temporariamente.
S1
– Isso, depois eu dou um tempo, às vezes com o pé até sai – risada – sabe como é que é, não é. E... problema, sei lá, às vezes, eu não sei dizer quando ele aparece né, porque agora eu devia estar bem nervoso, né, quer dizer, eu estou nervoso, né, eu acho que estou nervoso e não estou tão ruim assim, né, eu acho que eu não estou. E é isso aí.
Entr.
– Então o que você chama de ruim é o fato da palavra não sair?
S1
– Isso. Por exemplo, numa sala de aula né, quando eu vou... eu me expresso pouco em sala de aula.
Entr.
– Você estuda então?
S1
– Estudo. Eu falo o menos possível, eu não faço perguntas porque eu tenho medo de ser gozado né, ou alguma coisa parecida e eu falo pouco em aula. Se eu sou perguntado, né, procuro responder com poucas palavras né, pra sair rápido e acabar logo, né, pra evitar.
Entr.
– Você evita basicamente o que, se você fosse traduzir em palavras?
S1
– Eu evito falar muito pra não cair na gagueira né, no meu problema.
Entr.
– Você chama isso de gagueira então?
S1
– Eu chamo. Eu era bem pior que agora há pouco tempo atrás. Não sei se a Neide te falou isso?
Entr.
– Não.
S1
– Não? Eu, quando era pequeno era bem... minha disfluência era bem mais acentuada. Agora eu tô, num sei, pausando mais, não sei o que é.
Entr.
– Quer dizer que você sozinho teve uma melhora.

S1
— Tive, tive, talvez pela necessidade, né. Por exemplo, agora eu trabalho numa... eu faço estágio né, então, eu tenho muitos trabalhos lá que eu tenho que corrigir e falando né, então, eu procuro sempre falar né, eu né, sempre eu procuro falar pra outra pessoa ouvir e corrigir, né, alguns trabalhos de datilografia. Eu acho que é bom, né, falar o mais possível.
Entr.
— Hum, hum.
S1
— E ler também, eu posso ler alto né.
E tem vezes também, que assim, quando eu estou lendo, eu leio muito né, a minha língua enrola, às vezes.
Entr.
— Enrola?
S1
— Enrola. Tem algumas palavras, assim, que eu, não sai nada.
Entr.
— E você supõe que isso te acontece por quê? Tem alguma causa isso?
S1
— Não sei, sabe, se... não sei dizer, Não sei se por que eu falo muito, se eu leio muito, se eu articulo muito a boca, não sei, aí não sei se ela... às vezes ela faz, ela dá um, ela abre um pouquinho mais, quando eu falo mais alto.
Entr.
— Não controla a boca. Mas algum fato na tua vida está associado com o surgimento disso?
S1
— Não, eu ouvi dizer... eu sei lá, eu sempre procurei saber, quais são os motivos, né, tal. Então desde... eu procurei..., não sei se eu li, ou se eu ouvi dizer que era, era repressão de uma criança, né. Mesmo coisinhas simples como a pessoa ser canhota, né, e o pai forçar ela a ser destra, né, podia causar um tipo de problema assim. É um tipo de repressão, né, eu acho.
Entr.
— Certo, você falou repressão, você falou repressão de um movimento; precisa escrever com a direita... com a esquerda e forçam com a direita.

S1
– Isso é um exemplo, né. Agora meu pai é muito, é muito agressivo, é muito durão, né, durão, pode ter sido também, não sei.
Entr.
– Desde que idade você lembra da gagueira?
S1
– Desde que eu me lembro.
Entr.
– Desde que você se lembra de você?
S1
– E, desde que eu me lembro por gente eu sou gago! Não por que eu me lembre, mas sim pelo que os outros falavam, né.
Entr.
– E o que é que eles falavam?
S1
– Ah, sempre houve piadinhas, né, sempre, desde pequenininho. Você tenta falar alguma coisa e não sai, pessoa, né, dá um sorrizinho irônico, né, outros com pena até, aí é pior.
Entr.
– Sorriso irônico, ou pena. Mas a pena você... não é verbalizada?
S1
– Não, com uma expressão, né.
Entr.
– Mas esses outros são quem, amigos?
S1
– Amigos meus, do meu irmão...
Entr.
– Irmão?
S1
– Tios né, primos.
Entr.
– E o que é que eles te falavam, concretamente?
S1
– Não chegavam a falar nada. Meu pai me dava muita bronca, né, falava assim, fala devagar, tal, fala pausado. É, ele tentava né, de alguma forma fazer com que eu acabasse com isso né, como se eu tivesse culpa nisso, entende. Então, eu me sentia culpado né, mas de uma coisa que eu acho que não tenho culpa.

Entr.
– Hum, falar pausado, falar devagar.
S1
– É, ele falava isso, fala, é autocontrole...
Entr.
– Autocontrole...
S1
– Pausado, ele falava muito pausado.
Entr.
– E ele fazia isso no meio de você estar falando, ele te interrompia?
Entr.
– É, é ele interrompia e resolvia dar uma mãozinha.
Entr.
– Certo, então daí a continuidade da conversa já...
S1
– Aí... aí não ser dizer o que acontece – inint – acho que eu continuo, não sei.
Entr.
– E a tua mãe não falava nada?
S1
– Minha mãe, ela sempre apoiou meu pai.
Entr.
– Mas quando você conversava com ela, ela tinha a mesma atitude?
S1
– Não. Ela era mais mãe mesmo, mais compreensiva.
Entr.
– Ela tinha mais paciência?
S1
– Tinha.
Entr.
– E o teu irmão te falava que tipo de coisas?
S1
– Meu irmão? Não, nunca tive muito papo com ele, sabe.
Entr.
– Eu estou dizendo assim, quando você conversava e aparecia gagueira, ele te dizia alguma coisa?
S1
– Não me lembro não, acho que não.

Entr.
— É que você falou em piadinha.
S1
— Ah sim, eu digo assim família né, não especificamente irmão, ou irmã, agora primos, né.
Entr.
— É que tipo de piadas?
S1
— Não, não é piadas não, eles riem né.
Entr.
— Enquanto você estava falando eles riam?
S1
— É.
Entr.
— Então tornavam o ato de você falar uma coisa muito difícil.
S1
— Isso, então, eu passei a falar pouco. Assim tipo de piadinhas, assim, eles repeliam o que eu falava né, tentar me remedar de alguma forma.
Entr.
— Ah, remedar, né.
E você intencionalmente faz alguma coisa para falar melhor?
S1
— Falo pouco.
Entr.
— Fala pouco.
S1
— E procuro, sei lá, seguir o conselho do meu pai, pausar, assim, o que eu falo. Não é fácil, eu me esqueço, sempre.
Entr.
— Agora você julga que está falando bem?
S1
— Agora? Agora nesse instante, tô.
Entr.
— Enquanto nós estamos falando.
S1
— Acho que sim.

Por exemplo, num papo com amigos assim, tem horas que eu gaguejo muito, sabe, pelo menos com um colega, né, mais de um é difícil, eu às vezes gaguejo.
Entr.
– E você... Estou pensando, agora você está pensando em falar pausado?
S1
– Agora tô.
Entr.
– Então com os colegas você não estaria pensando nisso?
S1
– Não, aquela hora eu estou falando do assunto né, eu estou bem conscientizado disso, né. Com colegas eu estou mais descontraído né, não pensando em como falar e sim o que falar, né e tem um assunto qualquer.
Entr.
– Quer dizer que o pensar como falar faz com que você fale fluente?
S1
– É, mas nem sempre, porque em sala de aula eu não falo, né. É meio, eu sei lá, é meio paradoxo isso, né?
Entr.
– Por que será que não dá?
S1
– Acho que é medo, né, não sei. Deve ser algum tipo de medo. Outras vezes eu pensava, né, que o motivo era que eu tinha, ou medo, ou um tipo de receio do que falar.
Entr.
– Do que falar...
S1
– Do que falar, as palavras que me sairiam. Que no caso de uma música né, a gente tem ritmo e sabe o que vai dizer, né, mesmo sem querer. Agora falando assim você tem que criar sempre, né. E eu pensei que fosse isso também. Acho que não é, sei lá. Outras vezes..., antes..., isso aí são fases, né, eu fiquei pensando que..., eu quando pequeno pensava só em nervosismo, né, depois passei a pensar que eu não sabia o que falar e agora penso em repressão.
Entr.
– Você pensa que a repressão na infância...

S1
— Acho que sim.
Entr.
— E o que é que a repressão teria feito?
S1
— Sei lá, meu pai é muito sério, ele é muito..., por exemplo num diálogo com ele, quando ele me dava uma bronca, por exemplo, né, que eu me lembro assim, é... eu procurava dar uma explicação a ele não queria ouvir, quer dizer, ele não queria uma justificativa, ele queria dar bronca, né, tipo assim.
Entr.
— E isso fazia tua fala ter que efeito?
S1
— Eu não falava né.
Entr.
— Você não falava, mas o que é que você chama de gagueira na fala, aquilo que você me falou antes de não sair a palavra?
S1
— É, de não sair, ou de repetir várias sílabas, né.
Entr.
— Então, como é que o não falar, o repetir e não sair ficam ligados?
S1
— Eu acho que é uma coisa só.
Entr.
— Hum, hum.
S1
— É uma coisa só — inint...
Entr.
— Como é que você pensa da tua fala? Que idéia você tem dela?
S1
— Que é muito deficiente.
Entr.
— E você sempre teve essa idéia da tua fala?
S1
— Sempre.
Entr.
— Quer dizer, você pensa em você como falante e a idéia que se associa a isso...

S1
– Seria, por exemplo, de um jornalista falando. Tem palavras que eu invejo o cara falar por exemplo.
Entr.
– Isso, o projeto?
S1
– Isso.
Entr.
– Um projeto. Mas, concretamente, você pensando na tua fala, o que se associa a isso?
S1
– Não entendi.
Entr.
– A palavra que você falou é que tua fala é deficiente, né. Então, estou só retomando isso. Você, quando pensa na tua fala, se lembra de deficiência? Ou alguma outra coisa mais adequada que deficiência?
S1
– Isso, porque é uma constante né, toda, o dia inteiro eu falo, né, então, sempre surge aquelas..., aquele problema. A gente tá dando conselhos, ou pareceres né, assim brincando, né, com os amigos, tal, aí você esquece, aí você gagueja.
Entr.
– E você já procurou algum tipo de terapia pra isso?
S1
– Não.
Entr.
– E nunca teve interesse de procurar, ou por outra razão?
S1
– Não, não houve condições mesmo.
Entr.
– Hum. E teus pais nunca se propuseram a ajudar?
S1
Não.
Entr.
– Não se propuseram.
E você tem amigos ou você se limita nisso? Assim de ter amigos, de conversar com as pessoas?
S1
– Eu tenho poucos amigos.

Entr.
Por causa da fala, ou por outras razões?
S1
– Eu julgo que é uma conseqüência, né, eu falo pouco, as pessoas já...
Entr.
– Vamos procurar não julgar, mas assim o que você sente mesmo, né. Se você sente que isso impede você de falar mais com as pessoas, ou não?
S1
– Impede. Por exemplo numa roda de amigos, né, você fala pouco né, então, você aos poucos vai se afastando né, e o grupo se desinteressa, sei lá.
Eu tenho assim desde pequeno, desde que eu me lembro, né, só um amigo, sabe. Em sala de aula, assim, me projeto só numa pessoa, quer dizer, não me projeto, né, fico amigo dela tal, né. Mesmo no quartel, que eu estive lá há pouco tempo, tinha um amigo, nada mais, mais chegado, né.
Entr.
– E você pede para o teu amigo falar por você?
S1
– Falar por mim? Ah, pera aí. Assim, por exemplo... eu peço sim. Por exemplo, num bar, pra pedir alguma coisa, eu peço pra ele pedir, ou espero que ele peça.
Entr.
– Então você..., se você fosse numa terapia e você visse que a natureza da terapia é no sentido de fazer você se conformar com a forma como você fala, você gostaria disso?
S1
– Não.
Entr.
– Não. Disso eu suponho que você não gosta da forma como você fala.
S1
– Eu não gosto.
Entr.
– Você gostaria de mudar essa forma?
S1
– (Sinal afirmativo com a cabeça).

Entr.
– E isso é uma coisa que é desde que você se lembra, ou que vem à medida que você vai crescendo? Tem uma profissão?
S1
– Não, desde pequeno. Sempre esperei algum milagre, né. Sempre pensei que... Eu quando pequeno pensava assim, né, a minha mãe dizia: "Ah, o teu irmão também era assim", né, e eu via que não era mais, então, eu ficava esperando que também acontecesse, mas não aconteceu.
Entr.
– Hum, hum.
S1
– Ele não é como eu.
Entr.
– Uma coisa que você faz, mas que você não relatou, trocar palavras, você começa uma, ela está empepinada.
S1
– Faço muito isso, aqui, inclusive.
S1
– Sabe que mesmo assim eu não articulando, eu só pensando, eu não me vejo falando direito. Assim, por exemplo, o número oitenta e seis, né, muitas vezes eu falo oito meia, né, que é muito mais fácil, né. Eu fico me imaginando falando, né, oitenta e seis e eu não vejo sair direitinho como algumas palavras.
S1
– Por exemplo, numa sala de aula, né, uma conta que dá por acaso oitenta e seis, eu não falo.
Entr.
– Você percebe que você encanou com isso. Seis. Você não fala esse som.
S1
– Não, é o oitenta.
Entr.
– Mas você troca o seis?
– Oitenta e seis, oito meia, né.
Entr.
– Mas olha só a incoerência. Se é o oitenta, mas você fala oito meia, a lógica de qualquer um seria achar que é no seis.
S1
– Não, mas é pela repetição do "t".

Entr.
– Ah!
S1
– Ou "pb também, "td".
Entr.
– Mas são imaginações...
S1
– É eu botei isso na cabeça e tá lá, e...
Entr.
– Se eu botar uma fita sua você vai ver quantas vezes você repetiu "ts" em lugares que você não se deu conta e saiu tudo bem. E naquele lugar que você mentaliza negativamente, então, você impede tua musculatura de funcionar. Né?

Sobre a autora

Silvia Friedman nasceu em 1951, em La Paz, Bolívia, e em 1959 veio com a família para o Brasil. Graduou-se em Fonoaudiologia em1974 e especializou-se no atendimento dos problemas da fluência. Desde 1975 vem atendendo crianças, adolescentes e adultos com gagueira.

É doutora em Psicologia Social e sua tese trata dos princípios terapêuticos que sua experiência clínica mostra serem relevantes para um trabalho eficiente com pessoas que gaguejam.

É professora dos cursos de graduação, especialização e pós-graduação em Fonoaudiologia da Pontifícia Universidade Católica de São Paulo (PUC-SP) desde 1986.

Silvia também é autora dos seguintes livros: *Cartas con un paciente (co-autor)* (Promolibro, 1990) e *A construção do personagem bom falante* (Summus, 1994). Ela é co-organizadora do livro *Gagueira e subjetividade: possibilidade de tratamento* (Artmed, 2001). Além disso, é autora de vários capítulos de livros da área fonoaudiológica e de artigos em revistas científicas.

Sobre
a autora

IMPRESSO NA
sumago gráfica editorial ltda
rua itauna, 789   vila maria
02111-031 são paulo   sp
tel e fax 11 **2955 5636**
sumago@sumago.com.br

GRÁFICA
sumago